Maria do Carmo Guimarães Caccia Bava
Maria Cecília P. de Almeida
Helena B.G. Ferreira

Famílias

Maria do Carmo Guimarães Caccia Bava
Maria Cecília P. de Almeida
Helena B.G. Ferreira

Famílias

Potências, desafios e referências para o cuidado em saúde

Novas Edições Acadêmicas

Impressum / Impressão

Bibliografische Information der Deutschen Nationalbibliothek: Die Deutsche Nationalbibliothek verzeichnet diese Publikation in der Deutschen Nationalbibliografie; detaillierte bibliografische Daten sind im Internet über http://dnb.d-nb.de abrufbar.

Alle in diesem Buch genannten Marken und Produktnamen unterliegen warenzeichen-, marken- oder patentrechtlichem Schutz bzw. sind Warenzeichen oder eingetragene Warenzeichen der jeweiligen Inhaber. Die Wiedergabe von Marken, Produktnamen, Gebrauchsnamen, Handelsnamen, Warenbezeichnungen u.s.w. in diesem Werk berechtigt auch ohne besondere Kennzeichnung nicht zu der Annahme, dass solche Namen im Sinne der Warenzeichen- und Markenschutzgesetzgebung als frei zu betrachten wären und daher von jedermann benutzt werden dürften.

Informação biográfica publicada por Deutsche Nationalbibliothek: Nationalbibliothek numera essa publicação em Deutsche Nationalbibliografie; dados biográficos detalhados estão disponíveis na Internet: http://dnb.d-nb.de.

Os outros nomes de marcas e produtos citados neste livro estão sujeitos à marca registrada ou a proteção de patentes e são marcas comerciais registradas dos seus respectivos proprietários. O uso dos nomes de marcas, nome de produto, nomes comuns, nome comerciais, descrições de produtos, etc. Inclusive sem uma marca particular nestas publicações, de forma alguma deve interpretar-se no sentido de que estes nomes possam ser considerados ilimitados em matérias de marcas e legislação de proteção de marcas e, portanto, ser utilizadas por qualquer pessoa.

Coverbild / Imagem da capa: www.ingimage.com

Verlag / Editora:
Novas Edições Acadêmicas
ist ein Imprint der / é uma marca de
OmniScriptum GmbH & Co. KG
Heinrich-Böcking-Str. 6-8, 66121 Saarbrücken, Deutschland / Niemcy
Email / Correio eletrônico: info@nea-edicoes.com

Herstellung: siehe letzte Seite /
Publicado: veja a última página
ISBN: 978-3-639-75620-3

Zugl. / Aprovado/a pela/pelo: Ribeirão Preto, Universidade de São Paulo, impressa, 2001.

SUMÁRIO

DEDICATÓRIA

Esse livro é dedicado

A Augusto Caccia Bava Júnior. Mestre inato, que ensina todos os dias o significado vivo das palavras superação, capacidades e conquistas. Sempre companheiro.

À memória de Maria Cecília Puntel de Almeida, amiga e mestra de excepcionais atributos que não pode ver e se alegrar com essa publicação. De toda convivência havida, o lamento único foi de sua partida precoce.

À memória de Maria Emília Gullaci Guimarães, irmã querida e que no seu jeito singular de viver se foi sem pedir consentimento.

À Bebel que, magicamente, inaugurou um maravilhoso sentimento de "avozidade."

Às famílias de crianças e jovens com paralisia cerebral que no seu cotidiano enfrentam tantas discriminações e barreiras. Em especial homenageamos aquelas que contribuíram para a construção dos trabalhos aqui apresentados, oferecendo às pesquisadoras muito mais do que informações, mas verdadeiras lições de força, dedicação e coragem, que seguirão presentes ao longo de nossas vidas.

CAPÍTULO 1

A HISTÓRIA DAS FAMÍLIAS DE CRIANÇAS E JOVENS COM PARALISIA CEREBRAL: A DOR QUE NÃO SAI NO JORNAL

Maria do Carmo G. Caccia Bava; Maria Cecília Puntel de Almeida (*in memorian*)

Introdução

O título do presente trabalho alude à composição musical "Notícia de Jornal", de Luis Reis e Haroldo Barbosa, lançada por Chico Buarque de Holanda em 1975, da qual lançou-se mão como forma de dar voz aos sentimentos que as famílias de crianças e jovens com paralisia cerebral vivem no silêncio de suas vidas singulares, nas suas lutas cotidianas e dores anônimas.

Embora o trabalho baseie-se na tese de doutorado homônima de Maria do Carmo, orientada por Maria Cecília, voltada a famílias de crianças e jovens com paralisia cerebral, considera-se que os aspectos por elas revelados possa assemelhar-se ao sentimento de tantas outras famílias que enfrentam seus desafios cotidianos gerados na luta por conquistar uma melhor condição de saúde para os seus entes queridos.

A paralisia cerebral que acometeu estas crianças é uma disfunção de postura e de movimento gerada por lesões no cérebro durante o período de seu desenvolvimento. Entretanto, alguns fatos podem revelar que este é um tema de Saúde Pública e muito mais complexo do que uma visão restrita às áreas clínicas poderia apontar. Como exemplos pode-se recorrer a informações dadas por:

- Satow (1995), que chama a atenção para uma alta incidência da paralisia cerebral no Brasil (6 a cada mil nascimentos) nos limites do século XX, enquanto que Brandão (1978) aponta que na Inglaterra passou a 0,9 ainda no ano de 1948, após a adoção de medidas de proteção pré, péri e pós natal;

- Perto de 60% dos casos no Brasil poderiam estar sendo evitados e apenas 20% das crianças recebem reabilitação (SATOW, 1995);

- A duração da anóxia e não sua causa define a extensão do dano cerebral e traz a paralisia cerebral como sequela, o que nos remete à extrema importância de uma intervenção imediata ao momento do nascimento (FUNAYAMA, 1989).

Entretanto, estudo sobre a assistência a estas crianças e jovens em Ribeirão Preto, realizado por Caccia-Bava & Almeida (1998), apontou que numa das maiores praças financeiras e renda per capita do país, ainda havia hospitais/maternidades sem UTI neonatal e sem estrutura adequada de apoio ao momento do parto. Revelou, ainda, que embora os recursos assistenciais muitas vezes existissem, não se estabeleciam como uma rede integrada por instituições articuladas dentro dos vários pontos de prestação da assistência.

A assistência a crianças e jovens com paralisia cerebral envolve, assim, tanto os aspectos internos de organização dos serviços de saúde (para a garantia de ações preventivas, curativas, promocionais e reabilitadoras), quanto relações intersetoriais sistemáticas deste setor com outros da área social, como a educação e assistência social, por meio de interações e práticas multiprofissionais e saberes interdisciplinares. Em todos estes aspectos opera-se com as dimensões pessoais e interpessoais da subjetividade dos vários atores sociais envolvidos e suas referências culturais isoladas.

Embora a Constituição Federal de 1988 tenha representado avanços na incorporação de direitos sociais, os direitos da família ainda são colocados de forma abstrata, ou seja, existem idealmente, mas sua implementação restringe-se às possibilidades e limites das instituições, a despeito das necessidades reais dos grupos familiares. Neste sentido, as instituições, suas práticas e seus padrões, encontram-se defasados perante o cotidiano das famílias, este pautado pelas situações concretas de vida.

Em outras palavras, o direito ao trabalho, à saúde, ao ensino fundamental, às creches existem, mas isso não impede que haja cidadãos desempregados, que o salário mínimo seja insuficiente para sustentar-se uma família, que o mercado informal inflado abocanhe cerca de 50% da população trabalhadora sem os direitos trabalhistas, que não haja vagas suficientes para acolher os filhos nas creches e escolas, e que ainda haja grandes filas de espera para procedimentos na saúde. Essa realidade inviabiliza, muitas vezes, o direito à própria vida.

No que diz aos direitos da família, eles ainda são tomados como uma somatória dos direitos individuais de seus membros: os direitos da mulher, da criança, do idoso, do adolescente, do trabalhador, do deficiente etc, mas não sob a perspectiva do grupo familiar. Exemplo disto é a falta de respostas que superem o senso comum sobre questões como: qual o impacto nas famílias criado a partir do estabelecimento dos 16 anos como idade mínima para a criança trabalhar? A redução da idade penal de 18 para 16 anos, em discussão, teve este grupo como referência para tal propositura? É ela boa para as famílias? Favorece sua integridade? Que repercussões terá neste grupo?

O presente estudo situou-se exatamente neste horizonte de conhecer os desafios e as capacidades das famílias - no caso famílias de crianças e jovens portadores de paralisia cerebral - a partir de seu grau de consciência, de se organizarem para a garantia da integridade de sua existência frente aos seus desafios concretos e singulares trazidos por essa condição.

Objetivou, assim, conhecer a representação social que elas produzem da sua existência concreta com seus filhos com paralisia cerebral. Para isso buscou *compreender* as condições de existência das famílias para a realização dos direitos sociais constituídos na defesa das crianças portadoras de paralisia cerebral; *identificar* os limites destes direitos e *configurar* a sua capacidade de intervenção política – como um espaço de quereres coletivos - para o desenvolvimento integral de suas crianças e jovens.

Referencial teórico

Embora o filósofo italiano Antônio Gramsci não tenha desenvolvido especificamente o conceito de representação social, foram adotadas suas concepções teóricas neste estudo, ao considerar-se primordial recolocar a representação social no horizonte da história. Desta forma, emergindo do *senso comum* buscou-se identificar o *bom senso* ou *senso crítico*, trabalhando-se no plano da consciência histórica e não apenas no do tempo presente, ou seja, na imagem que as famílias fazem "hoje" da pessoa com paralisia cerebral. Mais que a imagem imediata de uma suposta doença ou a ideia de um conceito médico, buscou-se enxergar nelas pessoas revestidas de direitos instituídos num processo histórico.

A mediação para este salto da consciência fragmentada do senso comum para a consciência crítica do bom senso ocorre por meio do protagonismo assumido por essas famílias ao lutarem pelo desenvolvimento das suas capacidades e das suas crianças com paralisia cerebral, mediada pelos direitos sociais. Neste trabalho buscou-se nas famílias sua potencialidade de transformação da vida das suas crianças e jovens, guardando sua autonomia perante a sociedade civil.

O Estado, para Gramsci, representa o jogo das forças dominantes de poder *"que assegura sua função de dominação através da sociedade política e sua função de direção (hegemonia) através da sociedade civil [..]. A dominação de classe será mais estável na medida em que, existindo consenso, a violência seja cada vez menos necessária"*, Barthy (1981, p.134-135).

O conceito de *cultura* é fundamental para este estudo, pois ele sintetiza a existência das famílias no plano subjetivo: cada família é portadora de referências culturais, constituídas no processo de reprodução social no território urbano. Sem dúvida, Gramsci (1971,1997) destacou-se nas reflexões sobre o tema, integrando o conceito de cultura à história. Passando da esfera política objetiva para a da subjetividade dos grupos, registrou a identidade existente entre ideologia e cultura.

A ideologia é o momento de objetivação concreta dos valores políticos do grupo, sendo que os valores são culturais. Da mesma forma fica explicitado o conceito de ideologia na passagem em que Gramsci afirma que a ideologia é uma *"concepção de mundo que se manifesta, implicitamente na arte, no direito, na atividade econômica, em todas as manifestações da vida individual e coletiva"* GRAMSCI (1971, p.12).

A manifestação fragmentária é também portadora de conteúdos emancipatórios que podem se integrar no movimento político das classes subalternas, no momento da superação do senso comum, fragmentário, e da expressão da parte, sob a forma de senso crítico. O *consenso ativo* e *consenso passivo*, duas manifestações subjetivas das relações das classes, na construção da *hegemoni*a - *conquista intelectual e moral das classes subalternas* - são outras duas mediações importantes para o estudo das representações sociais.

As representações não devem, assim, ser consideradas como produto de uma razão universal, nem tampouco como expressão simbólica e abstrata da existência dos seres humanos, mas reconhecidas como resultantes do envolvimento político, cultural e afetivo dos distintos grupos pelas forças dominantes.

A esse envolvimento Gramsci denomina de *prática de formação de consenso, ativo e passivo*. O consenso ativo é o conteúdo partilhado entre as classes, formado na prática dos distintos grupos. O consenso passivo emerge, grosso modo, como conteúdo de uma determinação de autoridades constituídas, reconhecidas pelos grupos. A superação da condição de subalternidade é passível de ser visualizada pela prática intelectual da crítica do senso comum, vale dizer do consenso imediato, presente no interior dos grupos das classes subalternas.

A família

A capacidade das famílias de crianças e jovens portadores de paralisia cerebral organizarem-se para a garantia da integralidade dos seus direitos sociais deriva da sua condição de instituição universalmente reconhecida no âmbito da cultura ocidental.

Em sua obra Ordem Médica e Norma Familiar, Costa (1999) expõe, desde a época do Brasil colonial até momento anterior à abolição da escravatura, a organização da família brasileira e o rompimento das suas referências culturais a partir de estabelecimento da nova ordem social, econômica e política do Brasil Imperial, com decisiva participação da medicina higienista que intensifica sua relação com o Estado.

A "família" na época colonial seria assim considerada se estivesse de acordo com a forma de organização familiar dos senhores de terra. O mito de sua universalidade aniquilou qualquer outra composição familiar que ameaçasse este protótipo: a família escrava ou mestiça foi sacrificada pela violência física e moral; a família dos homens brancos pobres foi subjugada pela corrupção e pela dependência clientelista. Impondo sua própria forma de relacionar-se com a cidade, subordinou ao privado o interesse público. Até hoje vivemos as consequências nefastas dessa cultura.

A persuasão higiênica iniciada no século XIX com uma nova moral da vida e do corpo difundiu fortemente a ideia de que a saúde e a prosperidade da família dependiam da sua sujeição ao Estado. Esta "universalidade" restrita aos homens brancos livres, já que os mestiços e escravos pertenciam ao reino da animalidade, fraturou as antigas relações de casta, religião e propriedade, preparando a família para criar novos valores de classe, corpo, raça e individualismo, característico do Estado burguês.

Recolocar o papel da criança na sociedade coube, também, em grande parte, aos higienistas, reagindo à assombrosa mortalidade infantil, quando crianças entre 1 e 10 anos representavam 51,0% da mortalidade total nos anos de 1845 a 1847. As principais causas estavam relacionadas à displicência no cuidado com a criança, principalmente com os filhos ilegítimos, que morriam duas vezes mais, conforme as estatísticas da Roda dos Expostos. A Roda dos Expostos foi uma instituição implantada no Brasil em 1726, nos moldes do inventado nos mosteiros da Europa medieval, de forma a garantir o anonimato de quem entregasse a criança. Sobreviveu aos três regimes de nossa história. Criada no Brasil colônia, só foi extinta na década de 1950.

Por quase um século e meio foi praticamente a única fonte de assistência à criança abandonada. Nas cidades em que ela não existia, as Câmaras Municipais eram responsáveis legais pelas crianças que morriam nas ruas, de fome, frio ou comidas por animais. Entre 1861 e 1874 foram entregues à instituição 8086 crianças, das quais 3545 morreram. Algumas lá já chegavam mortas, conforme Marcílio (1997).

Convencida de sua incapacidade para o cuidado dos filhos, a família viveu um momento oportuno para receber, passivamente, os ensinamentos médicos sobre a vida e a boa saúde infantis, através da prescrição das normas de comportamento para os adultos e crianças no que dizia respeito à alimentação, à vestimenta, aos sentimentos e à disciplina.

Colônia, Império e fim do escravismo, cada período a seu tempo, produziu rupturas culturais nas famílias brasileiras que implicaram em padrões de saúde e de relações interpessoais distintos. Por esta razão, a análise das famílias contemporâneas não pode prescindir da busca de suas bases e representações culturais, algumas delas constituindo vínculos e rupturas em épocas passadas, como por exemplo, o papel do idoso nas famílias de etnia negra, ou descendentes de povos indígenas que não correspondem a um padrão ocidental de valor, conforme aponta Jecupè (1998).

Nesse estudo estabeleceu-se, assim, como **pressupostos teóricos:** - *Que a família é universalizadora dos valores relativos à preservação da vida; - Que sociedade civil não é produtora da integração da família, por meio de suas instituições; - Que as políticas públicas são produtoras de uma consciência fragmentária e - Que as famílias, como grupos sociais, podem organizar-se para além dos limites instituídos.*

Método

Pressupôs-se como impossível o isolamento entre sujeito e objeto ao reconhecer a subjetividade e intersubjetividade como partes integrantes do fenômeno social em análise. O trabalho de campo foi desenvolvido em dois momentos distintos.

No primeiro momento foram identificadas todas as famílias residentes em Ribeirão Preto, cadastradas na Conviver – Associação de Famílias de Pessoas Portadoras de Paralisia Cerebral, levantando-se, por entrevistas domiciliárias a todas elas, informações que permitiram caracterizá-las, ao seu território e quanto ao seu conhecimento sobre os direitos sociais nas esferas da saúde e educação, e frente a situações de violência e abandono infantis.

O segundo momento desenvolveu-se a partir de entrevistas abertas com cinco grupos familiares dentre os 61 que compuseram o universo inicial, escolhidos pelos seguintes critérios: ter as condições de vida assentadas no trabalho assalariado, ter o provedor da família empregado, considerando-se ser esta característica potencializadora de uma vida familiar íntegra, e haver a presença das figuras materna e paterna para resgatar o máximo da capacidade do grupo familiar.

Dentre as 45 famílias que satisfizeram estes critérios iniciou-se com os membros de cinco escolhidas aleatoriamente, por sorteio, sendo que esse número poderia ser aumentado se as falas obtidas não oferecessem a consistência necessária, refletida pelo saturamento presente nas respostas.

Todos os membros destas famílias foram entrevistados, buscando-se identificar as referências culturais dos que habitavam a casa, inclusive os agregados, e não apenas a mãe ou o pai. Tal orientação metodológica derivou da compreensão teórica de que o grupo é a unidade mínima da sociedade, sendo ele estruturador da existência dos indivíduos: estes não estruturaram suas consciências sozinhos, ou seja, elas não se formaram à parte do grupo. Tampouco criaram, sozinhos, as condições de sua produção/reprodução social.

Nas entrevistas pediu-se que falassem sobre a vida da família, desde o nascimento da criança com paralisia cerebral, seu desenvolvimento, as dificuldades e o apoio que tivessem eventualmente tido, como organizaram suas vidas, as expectativas, as tentativas que tivessem feito, enfim, tudo de bom e de ruim que pudessem r quisessem relatar. Foram ouvidas, nesta segunda etapa, 17 pessoas.

Análise dos dados

Adotou-se como método de abordagem e análise a hermenêutica dialética, que busca, para além da manifestação imediata da realidade e a partir de uma perspectiva crítica, analisar as várias dimensões da realidade em toda sua complexidade e contradições, não como uma construção teórica isolada. A adoção da hermenêutica dialética mostrou-se de extrema importância neste estudo, por compreender que o reconhecimento das expressões humanas manifestadas pelos membros das famílias entrevistadas foi feito por uma entrevistadora que também tem seu próprio universo de valores, permitindo o encontro das questões de quem fala, com as questões provenientes das vivências de quem escuta.

A hermenêutica é usada na filosofia das ciências sociais, filosofia da arte e da linguagem, e na crítica literária, ou seja, em todas as disciplinas humanísticas que buscam a interpretação da produção humana. Das três tendências contemporâneas da hermenêutica, a hermenêutica dialética ou crítica, segundo Minayo (2002), coloca-se frente ao desafio de compreender, para além dos limites da dimensão linguística, que homem é este, que conhecimento é este, que sentido tem hoje, qual o seu significado para esta sociedade concreta. Traz a significação para o tempo atual, reconstruindo historicamente para construir o novo.

Trabalhar os dados através da hermenêutica dialética comportou dois níveis de análise, sendo o primeiro feito através das categorias analíticas definidas a partir do corpo teórico adotado: família, saúde como direito social e emancipação. O segundo deu-se através das categorias empíricas identificadas a partir do trabalho de campo.

Para a classificação dos dados, esta metodologia pode acolher a realização da análise de conteúdo, que, em sua tendência histórica contemporânea, visa *"ultrapassar o nível do senso comum e do subjetivismo na interpretação e alcançar uma vigilância crítica frente à comunicação de documentos, textos literários, biografias, entrevistas ou observação* (MINAYO, 1992, p.203).

A hermenêutica dialética não se restringe à análise da fala, sendo uma técnica de contextualização: a fala refletindo um grupo, um tempo, uma história, permitindo ir além da análise de conteúdo e dos núcleos de sentido. Assim, os resultados obtidos buscaram expressar a capacidade de refletir criticamente sobre uma realidade social maior do que o grupo em estudo. Reconheceu-se a possibilidade de generalização, não pela extensão ou frequência numérica, mas através desta teoria analítica adotada, que mediou diálogos entre o fenômeno em questão e seu contexto histórico.

Identificaram-se, nas falas, quatro grandes temas comuns a todas as famílias, denominados de unidades temáticas. Foram eles: 1- dificuldades de compreensão da paralisia cerebral e de seus desdobramentos no desenvolvimento das crianças; 2- experiências da escolarização da criança ou jovem com paralisia cerebral; 3- a busca por assistência à saúde; e 4- capacidades e potencialidades identificadas pela própria família. Obteve-se como produto final desta análise por meio do processo acima descrito, a representação social que estas famílias produziram da paralisia cerebral, no contexto de sua existência concreta.

Apresentando e discutindo os dados da primeira etapa

O contexto socioambiental: as famílias possuíam, em 73,7% dos casos, entre quatro e cinco membros, sendo a criança ou jovem com paralisia cerebral o primogênito ou segundo filho nascido, em todas elas.

Na frequência ao ensino escolar, embora 20 deles (32,7%) pudessem frequentar escolas de ensino regular, cinco não o faziam, significando que, associado aos que também não iam a escolas especiais, chegaram a 16 (26,2%) os que não iam a escola alguma. Os que frequentavam o ensino especial dirigiam-se, dominantemente, à Associação dos Pais e Amigos dos Excepcionais - APAE. A possibilidade de frequentar a escola de ensino regular formal foi considerada pela família em função da maior ou menor gravidade do comprometimento físico/mental da criança e seu consequente grau de dependência. Das crianças e jovens que tinham condições para frequentar a escola, 75% o faziam e 25% não.

Todas as crianças com condições suficientes para frequentar a escola regular e que não o faziam já haviam passado por tentativas prévias de inserção nas escolas indicadas pela rede oficial de ensino e não puderam permanecer devido à falta de estrutura de apoio em sala de aula. Contar com apenas uma professora por sala foi identificado como o maior fator de dificuldade: qualquer necessidade da professora de ausentar-se da sala para apoiar a criança, por exemplo auxiliando-a no banheiro, implicava em deixar sozinhas cerca de outras 40. O número excessivo de alunos por sala também inviabilizava qualquer atenção mais diferenciada à criança ou jovem com paralisia cerebral, que acabava sendo isolado por, sistematicamente, não poder acompanhar sozinho o ritmo da sala. Evidenciou-se, assim, o desestímulo a estas crianças com potencial a ser desenvolvido, por limites de ordem administrativa/organizacional, inviabilizando o exercício do direito constitucional nos termos já apresentados.

As crianças e jovens com possibilidade de frequentarem o ensino regular iam à escola pública em 53% das situações. Aquelas que não tinham possibilidade de frequência ao ensino regular, em 73% dos casos iam a escolas especiais, frequentando a APAE em 80% das vezes.

As instituições públicas eram utilizadas para assistência à saúde em 77,5% dos casos, quer exclusivamente, quer associando-se ao uso de convênios ou recursos particulares. A única fonte de sustento era o trabalho dos pais para 89% delas.

No reconhecimento do território das famílias, a violência e os problemas ambientais foram identificados por eles como os aspectos de maior agressão. Apontaram também haver carência de equipamentos sociais que oferecessem uma opção de lazer.

Um terço dos entrevistados desconhecia qualquer um dos direitos sociais. A Saúde como direito esteve presente em 41 das 61 respostas, mas 10 entrevistados acreditavam que os direitos encontram-se apenas no papel, mas não praticados.

A 2ª. etapa do estudo

Realizada a etapa de caracterização de todas as famílias com crianças e jovens localizadas, iniciou-se o segundo momento do trabalho de campo, que se constituiu nas entrevistas com os cinco grupos familiares sorteados, envolvendo todos os seus membros. Valorizou-se suas referências culturais também nesta fase, para além de informações que permitissem sua caracterização geral quanto a número de filhos, sexo e escolaridade de cada um dos moradores.

Buscou-se apreender essas referências a partir dos seguintes aspectos: religiosidade; capacidade de mobilização e experiências vividas de ação conjunta; iniciativas tomadas em busca de compreensão da condição da criança com paralisia cerebral por leituras e palestras que tivessem procurado ouvir; compreensão pelos membros da família sobre a situação da criança; interesses artísticos e culturais e, finalmente, a organização da vida familiar frente ao fato de terem uma criança portadora de paralisa cerebral, identificando-se: a situação da criança que vai à escola ou à entidade para-educacional; sua convivência com outras crianças; sua frequência a espaços de lazer; seu envolvimento com atividades culturais e o desenvolvimento de aprendizado para ter autonomia de vida compatível com o seu grau de comprometimento motor ou intelectual.

As categorias empíricas construídas a partir das entrevistas

A fala dos grupos familiares conduziu à construção de duas categorias empíricas: a primeira que aglutinou conteúdos relativos ao sofrimento, ao desgaste e à desassistência, e a segunda, que envolveu a persistência, o inconformismo e a luta cotidiana destas famílias.

Algumas destas falas estão abaixo, associadas às duas **categorias** e aos *grandes temas:*

Sofrimento, desgaste, desassistência versus resistência, luta e inconformismo no *processo de escolarização*

> *"Eu ficava horas trabalhando com ele na mesa, aqui, trabalhando, trabalhando, tentando, tentando. Ele suava, ficava branco, transpirava pra escrever. Nós conseguíamos fazer seis linhas. Chegava lá ela (professora) rasgava na cara dele...Trancavam ele dentro da classe, ele vinha pra casa tudo urinado... Eu vivia num tempo, assim, no ponto de me internar, de tão doida de aflição de ver ele sendo judiado dentro da classe, eu correndo atrás de juiz... tudo sozinha: não tem uma mãe, não tem um pai. Eu fui...fui me desgastando demais"*
> (mãe 1).

> *"Muito aluno, né? Muito aluno! E não tem uma rampa na escola! E ninguém se preocupa com isto não, não se preocupa! Queriam que ela fosse ao banheiro só, colocando as mãos nos degraus! ... - 'Não temos funcionário para levá-la. Eu sou professora, eu não sou babá!'"* (mãe 2, referindo-se à primeira escola que a filha frequentou).

> *"A professora não tem equilíbrio. Grita muito, não tem paciência com os alunos. A outra (professora) não pode porque bate, é brava, belisca, dá chacoalhão! Mas eu falei: tem a Jair! Mas a Jair exige alunos inteligentes, que ela fala uma vez só e aprende. Onde nós vamos chegar com essa educação neste país?"* (mãe 2, referindo-se à terceira escola que a criança frequenta, de caráter público).

"Não, não se importam nem com os que são normais." (irmã 2).

"Quem vai importar com os que são especiais?" (pai 2).

"Ela foi encaminhada pra lá (escola especial)*...acho que fiz umas cinco entrevistas com elas* (professoras). *Mas nas últimas eu falei assim: - 'Nossa, eu já vim tantas vezes aqui e a Joana não consegue estudar aqui'. Aí ela pegou e falou pra mim: - 'Olha, a Joana não pode vir aqui porque ela usa fralda'. Eu falei:- 'Nossa! Mas eu vejo tantas crianças sentadas em cadeiras de roda, eu creio que elas também usam fraldas!' Depois destas entrevistas todas, porque a gente não conseguiu colocar ela lá, eu tentei mais uma vez...na APAE. Mandou esperar um pouquinho. Ficou um ano, dois anos..."* (mãe 3).

"Foi um sofrimento pra conseguir. Eu procurei escola normal, do Estado. Aí o Estado não podia pegar o caso do Leonardo, porque ele não tinha escrita. Ele sabia tudo, mas não tinha escrita, coordenação. Eu pensei assim: vou levar uma máquina de escrever! Fui até a Secretaria da Educação ...ele falou: - 'Olha, o problema das escolas públicas é que eles são uma média de 40 alunos para um professor, e uma criança, por exemplo, como o Leonardo, que não tem coordenação, o que vai precisar? Alguém pra colocar o papel na máquina, pra tirar, pra ...sabe? Abrir um livro, pegar da bolsa, por lá. Então um professor para uma classe de 40 alunos não dá conta. O seu filho não vai se desenvolver'. Eu comecei a bater em escolas particulares. Mas a particular não queria aceitar, porque como vai aceitar uma única criança com máquina de escrever na escola?- 'Não tem, não podemos: cadeira de

rodas, máquina de escrever!' . Então nós vamos comprar um computador! Fomos atrás ... Foi uma ladainha (para arrumar o recurso). *Mas as escolas não queriam aceitar o Leonardo com o computador em sala de aula... isso ia causar um transtorno, é uma coisa muito diferente. Corri tudo que é escola, nenhum colégio queria pegar... Então fizemos uma avaliação no Egydio: -'Não, seu filho é caso de uma escola normal, porque ele sabe tudo'. Senhor!!! Mas como uma escola normal, se a escola pública não pega e escola particular não pega???!* (mãe 5).

"Ele tinha toda condição (de ir pra escola). *Eu não tinha condições de pagar. Então o que é que eu fiz? Eu mandei carta. Eu comecei a mandar carta! Eu peguei as páginas amarelas lá da lista* (telefônica) *e tudo que é empresário, tudo que era empresa que eu sabia que era mais ou menos grande, eu comecei a mandar carta. Mandava carta pra ver quem podia patrocinar o tratamento do Leonardo e a escola. O único que quis me ajudar foi o Sr. Domingo e está até hoje. Faz oito anos. Eu mandei uma carta. Aí resolveram ajudar. Quando veio a* (despesa da) *escola, ficou ele com os tratamentos e o Sr. Batista, que ele arrumou, que era amigo dele também, pra ajudar na escola, pra pagar a escola. E a escola, quando começou, nós fizemos rifas pra comprar dois computadores: fizemos festa da pizza, rifa, bingo. O que você pensar nós fizemos. Compramos um 'lap top'... mas não deu certo porque o teclado era muito pequeno, esbarrava nas outras teclas. Mandamos fazer um separador de teclas, que na época era lá em Campinas. Fomos umas dez vezes pra Campinas: ia, provava, não dava certo, voltava na outra semana. Foi uma coisa de louco. Aí nós trocamos o 'notebook' por dois computadores. E fizemos estas festas de tudo que é coisa*

(arrumando recursos para comprar os equipamentos). *Aí compramos os dois computadores. Um fica em casa pras lições e o outro, na classe, na sala de aula"*
(mãe 5).

*"Tem gente que nem pode ver a gente na rua que atravessa de medo de ser solicitado a comprar rifas, bingos, etc...(*Risos. Pai 5).

Sofrimento, desgaste, desassistência *versus* resistência, luta e inconformismo: a (des) atenção à saúde das famílias de crianças portadoras de paralisia cerebral

"Vinte e três crianças nasceram a noite inteira e o meu lá... Acho que eles não punham o soro, o remédio, para não adiantar, porque tinha muitos na frente. Ficou 18 horas dentro da barriga, sem o líquido. Nasceu roxinho... já tava cansado, tava estressado quando nasceu. A gente lá, foi lá, buscou o atendimento, né? Eles deixaram passar da hora. Ele tinha que ter nascido no dia 29 e foi nascer no dia 30, às 6:15 da tarde. Então é que eu falo: sem o danado (dinheiro) *tudo atrapalha, desde a hora de nascer...Condena uma pessoa. Condena! o parto demorado, né?"*(mãe 1).

"Eu cheguei no hospital às 10 horas da manhã com perda de sangue e fiquei até as 18:00 horas deitada. Eu estava muito nervosa e recebi um valium na veia, no braço esquerdo. - 'Vou acabar com esse pití agora, que aqui não tem esse negócio de ficar nervosa, não!' (fala do médico). *Eu dormi das 18:00 às 19:15. Eu ouvia baixinho falando: - 'Vai morrer, vai morrer, empurra essa criança, que ela vai morrer'. Depois o médico falou pra mim que eu não tinha*

ajudado no parto. Eu falei: - 'o que aconteceu com a criança? - 'A senhora vai saber, a senhora vai saber depois!' Eu escutava eles falarem assim: - 'Vem pra cá com pití, dá o maior trabalho prá ter o parto, acaba quase a criança morrendo, não sei se vai sobreviver...'. E eles dando ponto em mim, eles me cortaram muito, eles me cortaram tanto, até o ânus... e eles dando ponto em mim sem nada. Aquilo eu sentia a dor dos pontos. Eu falava que tava doendo e eles falavam: - 'Que que a senhora quer mais? Pode ficar quieta aí'. Ele me cortou tanto, tanto, que até hoje eu preciso fazer uma correção na vagina (...) Quando eu cheguei em casa, eu comecei a ter febre. Eu levava o leite pra Fernanda, que ela tava tomando com sonda e eu reclamava que tava com febre. Ele falava que não era nada. -'Aqui falta banho. Este mau cheiro é banho!'. – 'Doutor, eu tomo banho todo dia! Tem alguma coisa errada!' -'Não vou te receitar nada. Vai pra casa, toma banho que isto sara!' No vigésimo dia de febre, febre, eu não tava aguentando mais, eu toquei alguma coisa em mim, coisa que fazia barulho. Aí eu pedi ajuda no Postinho da Cuiabá, com o Doutor que eu fiz pré natal com ele. Ele me examinou e falou pra mim: -'Eu já sei o que você tem'. E tirou uma bola de gaze com todo o meu sangue de 20 dias ali, impregnados naquela bola. Um mau cheiro insuportável! –' A sua sorte foi que o útero subiu e a bola ficou bem embaixo', ele explicou pra mim e pra minha irmã" (mãe 2).

"Na noite mesmo do parto, eu creio que a Joana passou da hora de nascer. Eu, como mãe, penso assim! Por duas vezes a gente foi ao hospital e eles falaram que a gente era...marinheiros de primeira viagem...Ela começou com 1 ano e 4 meses a andar, mas só segurando nas coisas e ela caía demais. Começamos a levar ela no ortopedista porque

eu achava que era porque ela não tinha aquela voltinha no pé... Levamos no neurologista e o neurologista falou: -'Eu acho que ela tem problema auditivo, eu acho que essa menina é surda. Vocês vão levar ela para fazer o Bera' (teste auditivo). *Ela fez o Bera e falou que ela estava com perda moderada. O otorrino, na época, falou que era melhor colocar um aparelho auditivo, mas só do lado direito. Levava num médico, um falava uma coisa, mas nunca chegava e falava:-' Olha, ela tem isso', sabe? Aí eu ia no psicólogo, o psicólogo mandava eu ir ao neurologista. Aí o neurologista mandava eu ir no ortopedista. Ficava batendo de porta em porta e ninguém sabia o que ela tinha! E a gente fazendo a nossa parte. Que nem quando precisou comprar o aparelho de audição: era muito caro na época. Mas a gente tinha um carro e nós vendemos e outras coisas que a gente tinha também. E essa foi a andança nossa: vai num, vai noutro. Foi sofrido, né?... Esse aparelho estava errado. Não era esse aparelho! Ela teve que fazer outro teste e pagar de novo a anestesia* (geral) *que era muito cara. Nós pagamos. Ela fez! Depois o médico falou: - 'Agora ela vai ter que usar dois aparelhos'. Nós tivemos que sacar o Fundo de Garantia e vender mais coisas...Eu falei: -' mas a Joana ouve passarinho'! Quando eu ia na minha mãe ela ficava encantada com os periquitos que tinha lá, com as galinhas. O cachorro latia e ela ficava olhando...e gostava de ouvir música. Uma criança que não ouve, não ouve som nenhum!* (mãe 3). (O diagnóstico equivocado das perdas auditivas levou à prescrição dos aparelhos desnecessariamente, com custos de diversas ordens para toda a família).

Sofrimento, desgaste, desassistência *versus* resistência, luta e inconformismo: a (in) compreensão da paralisia cerebral

"Ele não tem doença nenhuma, só tem este bloqueiozinho pra escrever. É uma má vontade, eu não sei explicar o que é, se é má vontade. A professora falou que era vagabundo. Tem hora que até a gente, em desespero, fala que ele é malandro, que não quer fazer as coisas" (mãe 1).

"Pra você entender, olha, pra você entender... A mão: pra escrever é lenta, é lerda, certo? E como pra tocar teclado ele é... é...rápido? ? ?!" (pai 1).

"A Ana já tinha vindo (do hospital para casa) *mas a Fernanda não veio. Aí começou a dar complicação. Não entendia nada. Pra mim, nada! Se explicou pra Ana, a Ana estava anestesiada, também num... eu até fiquei contente com o médico, dei uma bíblia pro médico. Ele falou: -'Olha, eu tive que salvar a sua filha, tal...' Aí levei um presente. Mas nada... não pensava... quem não tem...quem nunca passou pela experiência... a gente jamais...* (pai 2).

"Eu não sabia o que tinha acontecido! ... uma queda, um remédio errado? Aí ficam aquelas coisas na cabeça de mãe. Todo mundo queria saber e nós não sabíamos responder. E às vezes, a gente assim ... ao invés de ser confortada, de ser ajudada, nós ficávamos desesperados, porque se a gente não fizesse os exames ela poderia ser mais prejudicada, e se levasse, nós tínhamos medo de acontecer alguma coisa com ela. Como nos aparelhos auditivos...e não resolveu nada. Porque lá no hospital umas quatro vezes eu fui e não sabia o que estavam fazendo com ela, porque eles não comentam com a mãe.

Porque se a gente saia de casa com uma cabeça, a gente voltava com duas, três diferentes. Quantas vezes eu nem falei pro meu esposo. Eu vinha do médico e o médico falava: - 'É isso, isso, isso...' E até hoje eu não contei pra ele. Não é que eu sou forte, mas ele não ia resistir ao que os médicos falavam. " (mãe 3).

"Eu não sei o que aconteceu. Ela nasceu tudo bem, foi uma bênção. Deus libertou ela com 9 anos " (quando a criança começou a andar. Mãe 4).

"Doutor, vê pra mim lá na pasta, se a criança caiu, se... o que houve. Porque às vezes eles não me falaram, mas aconteceu alguma coisa. (mãe 5).

"Que ele tem problema tem. Mas o que ele tem?.." (pai 5).

"Depois que a Dona Conceição (única professora que conversou com a mãe sobre a paralisia cerebral) *falou isso, eu fui no encontro. Quando falou na televisão da reunião, do problema cerebral, eu fui lá. Eu falei: -'Vou buscar conhecimento, buscar solução, ver'...*" (mãe 1).

Sofrimento, desgaste, desassistência *versus* resistência, luta e inconformismo: o desenvolvimento das capacidades das crianças e jovens com paralisia cerebral

"Uma cidade como Ribeirão Preto, progressista, rica...conhecida em qualquer lugar, assim, pela parte estudantil, pelas faculdades, né? ... teria de fazer alguma coisa pra pegar este tipo de pessoa. Então tinha que ter um órgão da Prefeitura pra pegar esse tipo de pessoas assim e outros também, não só eles, outros também, cê entendeu?" (pai 1).

"Procurava ajuda com um, procurava com outro" (mãe 5).

"Aí vem aquele descontentamento, sabe? Eu não aprendi a aceitar, ainda não, eu acho que eu preciso de uma terapia pra aceitar. Agora eu penso: e se eu aceitar, acomodar e tiver fazendo errado?" (mãe 1).

"A gente não vê direito. A gente vê muito é descaso, e não direito!" (pai 3).

"Não tem apoio...Não só nós, muitos não têm ajuda de ninguém. A luta é grande, viu? É muita coisa. É difícil!" (mãe 3).

"Ele nunca, nunca foi, só prá você ter uma base, nunca foi numa escola de inglês, nunca, nem daquelas que tem na televisão...Mas se você vê ele defendendo o inglês, você fica boba!" (pai 1).

"Locutor de rádio: um dia o cara (locutor) falou: Para, para, para que senão tira o meu emprego! (risos). Igualzinho! Se você vê ele falar! A turma das emissoras de rádio gostam tudo dele." (pai 1).

"O que eu gostaria de estar fazendo é aquilo que eu mais gosto... por exemplo: grupos já me chamaram pra cantar em lanchonete, barzinho, pedindo pra mim se eu poderia dar uma força. Aí outros já me chamaram: -'Ah! Mariano, cê não vai lá em casa, e tal, me dá umas dicas, umas aulinhas de inglês e tal?'. Eu falo: -'Vou sim!'. Eu vou lá, dou uma força pra pessoa. Os caras da rádio ficam: -'Aí, olha! O dia que ocê crescer, ce pega um empreguinho

aqui. Mas não tira o meu cargo, não, fica na tua, sai pra lá!'. Ficam essas ideias..." (jovem 1).

"A gente faz, agora, esse ... ensino fundamental. Depois eu vou encarar o colegial também, vou com ele fazer também! Vamos estudar! Dá vontade de revolucionar o mundo"! (mãe 1).

"Ele vê que fora da escola, daquele mundinho que ele vivia lá, tem pessoas que respeitam ele aqui fora. Ele tem amigos, conhece muita gente e o pessoal respeita ele normalmente, como uma outra pessoa, normal, a não ser que ele tem os dotes melhores, que nem todo mundo tem de tocar o teclado. Ele faz muita amizade através da música que ele toca. Ele conseguiu respeito pra ele, então ele vai nos lugares, o pessoal chama pra ele tocar, pra ele cantar. Então eu acho que a tendência é ele melhorar cada dia mais.." (irmã 1).

"Começou (ao nascimento) *a minha luta de ver a Fernanda como eu vejo hoje: falando já umas quinhentas palavras, já andando. E eu não quero que fique só nisso, eu quero muito mais pra Fernanda... Eu fui enfrentando: levantava de manhã, tomava oito ônibus e sempre resisti a tudo por causa dela. Com o passar dos anos a gente foi vendo a Fernanda melhorando, melhorando, a gente foi ouvindo as primeiras palavras dela, vendo seus primeiros movimentos e isso me dava muita certeza de que não podia ficar só naquilo. As dificuldades foram aumentando, os conflitos foram aumentando, mas eu nunca desisti. Tudo isso a gente conseguiu com muita luta!"* (mãe 2).

"Mas olha, a gente faz de tudo, não é verdade? De tudo que pensar a gente vai e faz" (mãe 5).

> *"Está dando certo, mas foi uma luta. Uma luta constante. Luta por causa de dinheiro, luta pra abrir espaço, pra ingressar eles nessa sociedade preconceituosa... E deu certo, espero que continue dando. Se não for dando a gente vai brigando com o povo, até dar, né? Vai lutando, vamos abrindo os nossos espaços."* (mãe 5).

A análise destas falas possibilitou apreender que a representação social que as famílias produzem da paralisia cerebral, no contexto de sua existência concreta, constitui-se numa relação polarizada e contraditória entre as capacidades que identificam em suas crianças e jovens, em conflito com as dificuldades impostas desassistência e o abandono social a que estão submetidos.

O caráter contraditório apontou, ainda, para um horizonte de busca de superação de limites através do projeto de autonomia da família. As instituições se apresentaram como limitadas e a própria cidade como obstáculo ao desenvolvimento dos direitos das pessoas com paralisia cerebral, uma vez que ela, cidade, é projetada para as relações de indivíduos plenamente produtivos.

Estas famílias mostraram conceber um novo tempo para a realização das pessoas com paralisia cerebral, como pessoas e, simultaneamente, como cidadãos. Esse processo pode ser denominado como superação do consenso ativo, na medida em que da mera adesão a políticas instituídas as famílias saltaram para a projeção de algumas práticas de ruptura com a lógica dominante.

A rede de ensino, precária, foi chacoalhada por projetos familiares na busca de alternativas que permitissem o desenvolvimento das capacidades pessoais de suas crianças e jovens, na medida em que, não aceitando passivamente a exclusão e a discriminação, estas famílias apresentaram questionamentos de toda ordem, e mais, trouxeram também alternativas criativas que contribuíram para que a pequena fresta aberta fosse ampliada.

Vale a pena uma digressão. Clarice Lispector (1999), que indagava na abertura de seu romance: *"como começar pelo início, se as coisas aconteceram antes de acontecer?"*. A escritora inda avançava: *"Pensar é um ato. Sentir é um fato"* (LISPECTOR, 1999, p.11). Em suas palavras encontram-se as referências literárias para a relação entre a representação e a existência. As famílias desenvolvem o ato de pensar sobre a existência dos seus, mas são os sentimentos que as movimentam, as impulsionam, as expõem. São eles que mobilizam e permitem a explicitação de suas capacidades e as levam ao desenvolvimento de práticas de preservação da integridade de suas existências e, por vezes, expansão das capacidades de suas crianças e dos seus jovens com paralisia cerebral, principalmente pela música e pela pintura, como vimos.

Considerações Finais

Debruçou-se, inicialmente, sobre a compreensão da consciência imediata que as famílias de crianças e jovens com paralisia cerebral desenvolveram quanto aos seus direitos. As falas ocuparam um lugar de destaque no processo de exposição dessa situação, trazendo referências estéticas, éticas e políticas para se refletir sobre a questão. Ao se resgatar o vínculo entre saúde e vida deseja-se indicar que as intervenções profissionais podem ou não expandir as bases de realização dos direitos das famílias, podem ou não instrumentalizar para a preservação da integridade da vida, base das relações pautadas pela ética.

Isto ocorre quando os profissionais reconhecem as famílias como interlocutoras de processos decisórios e como portadoras de capacidades para um novo protagonismo. A desassistência se dá quando a referência profissional passa a constituir-se, dominantemente, a partir do horizonte e da lógica institucional, num momento genérico, isolado do processo social, a-histórico.

Espera-se que este estudo possa somar-se a outros que buscam a compreensão e o compromisso da atuação técnica para além de normas, regulamentações e processos instituídos, num movimento instituinte, rico e criativo, potência presente em cada pessoa.

É possível uma nova consciência profissional em torno da paralisia cerebral, desde que construída a partir do reconhecimento das famílias como sujeitos de direitos instituídos e instituintes: para além da subordinação ao âmbito da cidadania em abstrato, definida, imposta, cristalizada, até o encontro da consciência e das práticas concretas de preservação de uma vida íntegra. Mas quando a subalternidade significa reduzir o caráter público das relações sociais na busca de realização de direitos mínimos à margem das relações de mercado, cabe-lhes, apenas, a garantia pública da "cesta básica": a cesta básica da atenção à saúde, a cesta básica do medicamento, da alimentação, da construção, do transporte. A cesta básica da cidadania.

O conteúdo da luta que se identificou nesta investigação situou-se nos limites da **autonomia** almejada pelos grupos familiares. E esta autonomia situou-se **aquém dos projetos políticos de emancipação**, que significa a compreensão da capacidade de superar a subalternidade. A emancipação, por sua vez, implica na subordinação das relações de mercado aos conteúdos concretos dos direitos sociais, sempre em construção numa arena de disputas e projetos díspares numa sociedade de desiguais.

BIBLIOGRAFIA

BARTHY, A. B. Poder e hegemonia: um estudo. *Serviço Social e Sociedade*, n. 7, p.119-147, 1981.

BRANDÃO, J. S. Prevención y tratamiento temprano de las deficiencias mentales y de las parálisis cerebral. In: FUNDACIÓN OBLIGADO PARA REHABILITACION INTEGRAL DE LOS PARALÍTICOS CEREBRALES. *Síndromes de parálisis cerebral.* Argentina: Panamericana, 1978.

CACCIA-BAVA, M. C. G. G.; ALMEIDA, M. C. P. *A assistência à saúde de crianças com paralisia cerebral em Ribeirão Preto:* a meio caminho da integralidade. São Paulo: Escrituras, 1998.

CACCIA-BAVA, M. C. G. G. *A história das famílias de crianças e jovens com paralisia cerebral: a dor que não sai no jornal.* Ribeirão Preto, 2001, 188 fls. Tese (Doutorado) - Escola de Enfermagem de Ribeirão Preto, Universidade de São Paulo, Ribeirão Preto, 2001.

COSTA, J. F. *Ordem médica e norma familiar.* Rio de Janeiro: Graal, 1999.

FUNAYAMA, C. A. R. *Encefalopatia hipóxico-isquêmica perinatal na criança. Aspectos epidemiológicos, neurológicos da fase aguda e evolutivos – estudo clínico.* Ribeirão Preto, 1989, 118 fls. Tese (Doutorado) - Faculdade de Medicina de Ribeirão Preto, Universidade de São Paulo, Ribeirão Preto, 1989.

GRAMSCI, A. *El materialismo histórico y la filosofia de Benedetto Croce.* Argentina: Nueva Visión, 1971.

GRAMSCI, A. *Quaderni del carcere.* 2ª edizione. Torino, Itália: Einaudi Editore, 1977.

JECUPE, K. W. *A terra dos mil povos*. História indígena do Brasil contada por um índio. 2ª ed., Série Educação para a Paz, São Paulo: Peirópolis, 1998.

LISPECTOR, C. *A hora da estrela*. Rio de Janeiro: Editora Rocco, 1999.

MARCILIO, M. L. A roda dos expostos e a criança abandonada na História do Brasil. 1726-1950. In: FREITAS, M. C. (org.). *História Social da Infância no Brasil*. São Paulo: Cortez, 1997.

MINAYO, M. C. S. Hermenêutica-dialética como caminho do pensamento social. In: MINAYO, M. C. S & DESLANDES, S. F (orgs.) *Caminhos do Pensamento –* epistemologia e método. Rio de Janeiro: Editora Fiocruz, p. 83-107, 2002.

_____ *O desafio do conhecimento*. Pesquisa qualitativa em saúde. 5ª ed., Rio de Janeiro: HUCITEC-ABRASCO, 1994.

REIS, L; BARBOSA, H. *Notícia de Jornal*. Rio de Janeiro, 1975. Philips. 1 disco sonoro (ca. 50 min) 33 1/2rpm, 12 pol.

SATOW, S. H. *Paralisado cerebral:* construção da identidade na exclusão. Editorial (Série Identidades e Mundo Moderno: Novas Configurações?), São Paulo: Robe Cabral, 1995.

Capítulo 2

A IMPORTÂNCIA DAS FAMÍLIAS NO DESENVOLVIMENTO DE CRIANÇAS COM PARALISIA CEREBRAL[*]

Helena Barcelos Guarnieri Ferreira; Maria do Carmo Guimarães Caccia Bava

Introdução e objetivos

A denominação Paralisia Cerebral (P.C.) inclui várias afecções que comprometem o sistema nervoso central imaturo, tendo em comum o distúrbio motor como manifestação mais evidente (GIANNI, 2001). A deficiência motora por ela gerada se expressa em padrões anormais de postura e movimentos, associados com um tônus postural anormal. A lesão que atinge o cérebro não aumenta, mas pode interferir fortemente no desenvolvimento motor da criança (BOBATH,1989).

A P. C. é classificada segundo seus diferentes tipos, conforme as alterações dos movimentos da criança, também baseando-se na localização anatômica e na topografia do sintoma da lesão (SOUZA; FERRARETO,1998). Uma das principais características das crianças com paralisia cerebral é o comprometimento motor, que influencia no seu desempenho funcional.

Considerando-se o tipo de disfunção motora presente no quadro clínico resultante da lesão cerebral há os tipos extrapiramidal ou discinético (atetóide, coréico e distônico), atáxico, misto e espástico, este encontrado em até 88% dos casos; e pela topografia ou localização do corpo afetado, há a tetraplegia, monoplegia, paraplegia, diplegia e hemiplegia.

---

[*] Capítulo derivado da dissertação de mestrado de Helena Barcelos Guarnieri Ferreira defendida na Faculdade de Medicina de Ribeirão Preto da Universidade de São Paulo sob orientação de Maria do Carmo Guimarães Caccia Bava, denominada "Aspectos familiares envolvidos no desenvolvimento de crianças com paralisia cerebral".

A incidência da P.C. tem se mantido estável nos últimos 40 anos estando entre 2,0 e 2,5 por 1000 nascidos vivos nos países desenvolvidos. Já nos países em desenvolvimento, entretanto, devido às condições de assistência no momento do parto, essa incidência chega a 5,2 por mil nascidos vivos no Peru conforme Benavides; Miguel (1993, apud CACCIA- BAVA, 1998) e 6 a cada mil nascidos vivos no Brasil, segundo Satow (1995).

A família é responsável pelos cuidados com a saúde, o que também envolve o desenvolvimento da autonomia, garantia de acesso ao tratamento e oferta de opções de lazer (UMPHRED, 2004). A dinâmica interna da família modificada pelo nascimento do filho com lesão cerebral tem geralmente gerado conflitos e significativas alterações na rotina familiar. Laços familiares sólidos podem ser ainda mais fortalecidos frente à experiência dolorosa, enquanto frágeis podem se enfraquecer ainda mais e a criança ser rejeitada e penalizada (RIZZO, 1998).

Para lidar com algumas situações adversas, os indivíduos utilizam-se da capacidade de resiliência e assim é possível ultrapassar e superar de forma dinâmica e construtiva as dificuldades da vida (PEREIRA, 2001). Entende-se resiliência como "conjunto de forças psicológicas e biológicas exigidas para que uma pessoa, ou um grupo de pessoas supere com sucesso, percalços, adversidades, ou situações estressantes que modifiquem muito a vida das pessoas" (CHACRA, 2006, p.5).

A adequada avaliação de uma criança com P.C. requer mais do que a descrição detalhada de seu quadro clínico. Requer conhece-la no contexto de sua família e de sua comunidade, nas condições concretas em que vive, envolvendo os recursos emocionais e materiais disponíveis para favorecer ou dificultar a viabilização de seu tratamento, e mesmo o significado daquele agravo/diagnóstico para a família.

O objetivo proposto para o presente capítulo foi, assim, o de identificar o suporte social familiar reconhecido pelas mães/cuidadoras das crianças e adolescentes com paralisia cerebral, os aspectos sociodemográficos dessas famílias, bem como o desempenho ocupacional dessas crianças e adolescentes, como fatores relacionados e que podem ser potencializadores ou dificultadores de seu desenvolvimento.

É possível notar que algumas famílias possuem maior capacidade e habilidade para lidar com mudanças, adversidades, conflitos e situações de estresse (Mc CUBBIN, 1982). A rede de apoio se destaca como fator de resiliência enquanto capacidade de dar e receber ajuda nas relações com o outro, possibilitando que se conte com o outro de forma a gerar redes de apoio e solidariedade (CHACRA, 2006).

Em trabalho realizado por Silva[1] (1988 apud BRITO; DESSEN,1999) com mães de crianças com deficiência mental constatou-se que a maioria das mães consideram ocorrer mudanças no seu relacionamento sexual/conjugal e também social após o diagnóstico dessa condição; e que as principais fontes de apoio foram os pais das respondentes, os parentes, o marido e os amigos. A literatura aponta o Suporte Social positivo como uma importante ferramenta para o enfrentamento de situações de crise e essencial para manutenção da estrutura familiar, mas pouco se fala sobre a relação do suporte social com um desempenho ocupacional adequado a uma condição motora específica. Essa condição pode ser relevante no grau de autonomia das crianças ou, ao contrário, implicar em níveis maiores de dependência do apoio de outras pessoas.

Método

O objetivo proposto para o presente estudo foi conhecer como determinados fatores (sociodemográficos, de suporte social e o desempenho ocupacional) estão relacionados com o desenvolvimento de criança ou jovem com paralisia cerebral. Assim, no método, optou-se por entrevistar as cuidadoras/mães das crianças com paralisia cerebral que estava recebendo atendimento multiprofissional ou frequentando escola especial.

A coleta dos dados ocorreu no município de Barretos, estado de São Paulo, em duas instituições de atendimento a crianças e adolescentes com paralisia cerebral: o Centro de Reabilitação Municipal (CRM) e a Associação de Pais e Amigos do Excepcional (APAE). Fizeram parte do estudo todas as crianças com diagnóstico de paralisia cerebral em atendimento nas duas instituições que atenderam às especificações do presente estudo. Após a apreciação favorável pelo Comitê de Ética da Faculdade de

---

[2] SILVA, S.F. **Experiências e necessidades de mães após o diagnóstico de deficiência mental do filho.** Dissertação de mestrado não-publicada, Curso de Pós-Graduação em Psicologia, 1988; Universidade Federal de São Carlos, São Carlos, SP.

Barretos-FEB, iniciaram-se os contatos com as famílias das crianças com P.C. destas instituições [2].

Utilizou-se o "Social Support Questionnaire" (SSQ), traduzido e validado por Matsukura (2001) com a cuidadora/mãe das crianças com paralisia cerebral. O SSQ possibilita que se obtenha escores (pontos) para o número de figuras de suporte percebido pelos respondentes e para a satisfação obtida com o suporte social recebido. O SSQ é composto por 27 questões dividas em duas partes. A primeira parte indica o número de fontes de suporte social percebido (SSQ-N). Na segunda parte o respondente deve informar a respeito de sua satisfação com esse suporte (SSQ-S), fazendo uma opção em uma escala de 6 pontos, variando de "muito satisfeito a "muito insatisfeito".

O Inventário de Avaliação Pediátrica de Incapacidade (PEDI) foi outro instrumento utilizado. Ele é administrado no formato de entrevista estruturada com um dos cuidadores da criança que conheça seus hábitos e conviva com a realização das tarefas do cotidiano. Pode ser utilizado para estabelecer o perfil funcional de crianças em três escalas de medição: autocuidado, mobilidade e função social. O perfil funcional documentado pelo PEDI avalia a capacidade de realizar determinadas habilidades funcionais (Parte I), bem como o seu nível de independência ou a quantidade de ajuda fornecida pelo cuidador (Parte II) e as modificações do ambiente utilizadas no desempenho funcional (Parte III) (MANCINI,2005).

Para conhecer melhor a população estudada e promover o registro adequado das informações gerais obtidas da cuidadora e da família, foi adotada, ainda, uma terceira ferramenta. Tratou-se de uma ficha de identificação elaborada especificamente para o estudo, onde foram agregados dados como: data de nascimento da cuidadora, sua condição de saúde referida (tratamento médico e ocorrência de depressão), profissão, renda familiar mensal, endereço e número de filhos.

Resultados e discussão

A coleta de dados da pesquisa envolveu 27 crianças e adolescentes com paralisia cerebral, e suas famílias, com destaque às cuidadoras/mães. Destas crianças, 20 (74 %)

estão vinculadas à APAE e sete (26 %) ao CRM. Destaca-se o predomínio do sexo masculino nas duas instituições, com 65% na APAE e 71% no CRM.

As idades das crianças e adolescentes variaram de um até 17 anos e 11 meses, esta estabelecida como limite na pesquisa. As crianças foram agrupadas em duas grandes categorias: abaixo de sete anos e seis meses, com 44% de todo o grupo, e acima de sete anos e sete meses com 56%.

No que se refere ao tipo P.C. houve o predomínio da tetraparesia espástica, em 48% do grupo pesquisado. Este tipo de P.C. implica em grande limitação da criança, afetando o desempenho motor, a autonomia nas Atividades de Vida Diária e a mobilidade. Piovesana (1998), relata uma incidência entre nove e 43% para o comprometimento dos quatro membros, na forma espástica.

A APAE atende pessoas que apresentam diferentes níveis de comprometimento cognitivo e motor. Aquelas com déficits motores e intelectuais mais graves e, consequentemente, com maior dependência nas habilidades motoras encontram-se nesta instituição.

Sabe-se que as condições de saúde, moradia, cultura e as condições materiais de vida podem afetar as dinâmicas de uma família, determinar certos arranjos familiares e interferir, assim, no cuidado prestado à pessoa com necessidade especial.

Caracterizando-se as cuidadoras, vê-se que, em sua grande maioria, 85%, são casadas ou amasiadas, constituindo-se, assim, no delineamento mais tradicional de família: pai, mãe e filhos.

Quanto à escolaridade, mostrou-se uma situação de poucos anos de estudo para as mães: na APAE 40% (oito) não possuem o primeiro grau completo; 25% (cinco) o completaram;   30% (seis) terminaram o segundo grau e uma cuidadora não o terminou. No CRM, 43% (três) têm o segundo grau completo e também 43% (três) têm o primeiro grau incompleto. Apenas uma mãe não terminou o segundo grau.

É importante destacar a influência da escolaridade da mãe ou cuidadora no desenvolvimento de uma criança. A escolaridade materna constitui-se em um fator de iniquidade, ou seja, uma desigualdade sistemática, evitável e produto de injustiça social, sendo apontada como um importante Determinante Social de Saúde. Por exemplo, pode-se citar que a chance de uma criança morrer antes de chegar aos cinco anos de idade é três vezes maior quando a mãe possui quatro anos de estudo, ao invés de oito (CNDSS, FIOCRUZ, 2007).

Grande parte das famílias pesquisadas, 63%, declarou renda familiar entre dois e cinco salários mínimos. Tanto na APAE quanto no CRM esta foi a faixa de renda predominante. Apenas duas cuidadoras da APAE declararam receber mais do que cinco salários mínimos. O Gráfico 1, a seguir, ilustra a renda das famílias pesquisadas:

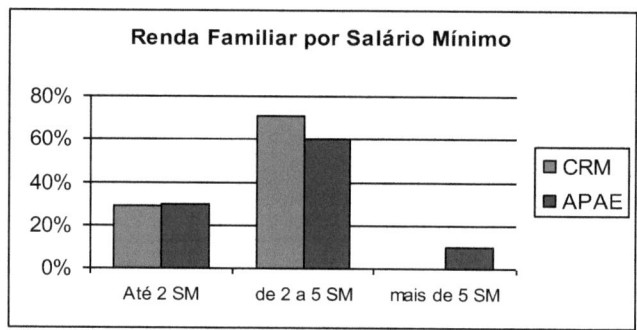

Gráfico 1 - Distribuição das cuidadoras por renda mensal familiar, em salários mínimos, segundo as instituições de assistência. Barretos- SP, 2007

Ficou evidente que na população estudada o predomínio é de famílias de baixa renda e esta situação implica em algumas consequências, como apontado por Sussenberger (2002), que menciona a pobreza e suas implicações no desempenho ocupacional de uma pessoa ou membros de uma família. Famílias com baixa renda possuem o seu orçamento quase que totalmente dirigido para a subsistência, restando muito pouco ou nada para saídas visando à recreação, atividades de lazer, investimento em brinquedo e filmes, comemoração de aniversário, confraternizações, entre outros.

No que diz respeito às atividades laborativas, as cuidadoras que no momento da entrevista exerciam algum tipo de trabalho remunerado, dentro ou fora de suas casas, representaram 37% do total. Na APAE, 45%, ou seja, nove delas, trabalhavam. Já no CRM, apenas uma mãe trabalhava fora.

A depressão é apontada como uma doença prevalente entre cuidadores de pacientes em diferentes situações, estando associada à sobrecarga com os cuidados com o doente, a proximidade com as limitações de uma doença e também com aumento das despesas (CAVALEIRO, 2003; RESENDE, et. al., 2006).

Neste estudo, conforme apontado na Tabela 1, encontrou-se uma prevalência de 30% do grupo com algum episódio de depressão diagnosticada após o nascimento do filho com paralisia cerebral. Deste total 25% nunca fizeram tratamento.

Tabela 1- Ocorrência de depressão nas mães, de acordo com as instituições de assistência às crianças e jovens. Barretos, 2007.

Depressão /instituição	APAE		CRM		Total	
	Freq.	%	Freq.	%	Freq.	%
Sim	6	30	2	29	8	30
Não	14	70	5	71	19	70

Destaca-se que o achado de 30% das cuidadoras com depressão é um percentual bastante expressivo, nível de ocorrência que se encontra acima da média na população geral. A literatura aponta uma incidência de depressão na população de 17% (OMS, 2000), sendo de 11% o risco para homens e 18,6 % o risco para mulheres. Vários estudos apontam para uma maior incidência nas mulheres, na proporção de 2:1 (SMITH, 2007). Estudos recentes realizados em São Paulo apontam que, 11,7% homens tinham uma hipótese diagnóstica de transtorno mental relacionado à depressão, transtorno bipolar, esquizofrenia entre outros, em contraste com 24,6% das mulheres (NIEVAS, 2005).

As mães e cuidadoras de crianças com paralisia cerebral vinculadas à APAE apresentam SSQ-N 1,44 e SSQ-S 5,81 enquanto que no Centro de Reabilitação o SSQ-N foi 1,22 e o SSQ-S de 4,81. Isto indica um maior escore de satisfação do suporte social na APAE. Importante ressaltar que o marido ou companheiro foi apontado como a maior fonte de apoio para estas mães e cuidadoras, sendo eles, muitas vezes, as pessoas mais próximas com quem as cuidadoras podem contar. Das 1046 indicações eles representaram 21%, seguidos pelas mães das cuidadoras, com 15%; amigos e irmãos com 11%; filho com 10%. Os demais 32% foram distribuídos entre tios, cunhados, sogra, psicóloga, entre outros.

Desta maneira pode-se notar que no grupo de cuidadoras pesquisadas os membros da família: maridos, filhos, (avós) e irmãos são os apontados como principais fontes de suporte social, confirmando-se a importância de preservar a família como unidade social a ser provida e amparada, na perspectiva de manter a integridade da vida dessas crianças.

Os valores percentuais encontrados nesse trabalho são corroborados por Matsukura; Marturano; Oishi, (2002), quando destacam, no estudo com o mesmo instrumento voltado para cuidadoras de crianças com desenvolvimento típico, os maridos como fonte de suporte social mais citada, correspondendo a 22% das 6180 citações feitas pelas 113 respondentes.

A fim de obter informações sobre o desempenho ocupacional das crianças e jovens com paralisia cerebral atendidos na APAE e no CRM foi aplicado o PEDI, utilizando-se o escore contínuo. O escore contínuo fornece informação sobre o nível de capacidade da criança, não considerando sua faixa etária e, portanto, permite obter uma caracterização do perfil funcional, habilidades de autocuidado, mobilidade e função social do conjunto.

Quadro 1 – Mediana do escore contínuo nas habilidades de AC, M e FS e assistência do cuidador no AC, M e FS (PEDI), segundo as instituições de assistência. Barretos-SP, 2007.

Escore Contínuo PEDI	APAE	CRM
EC Auto Cuidado	34,42	55,05
EC Mobilidade	21,09	35,25
EC Função Social	38,72	65,51

No quadro 2, abaixo, referente à assistência dada pela cuidadora nas referidas áreas de habilidade pode-se verificar que as crianças e jovens da APAE necessitam de mais auxílio do cuidador, ou seja, apresentam uma maior grau de dependência.

Quadro 2 – Mediana do escore contínuo assistência da cuidadora no AC, M e FS (PEDI), segundo as instituições de assistência. Barretos-SP, 2007.

Escore Contínuo PEDI Assistência Cuidadora	APAE	CRM
EC AC Auto Cuidado	0	40,86
EC AC Mobilidade	15,86	50,87
EC AC Função Social	20,99	78,27

Pelos dados obtidos no PEDI das 27 cuidadoras, 15 relataram que seus filhos precisam de assistência total ou máxima, nas três áreas de desempenho e destas, 13 eram da APAE. Comparando-se estes dois grupos (crianças mais dependentes e crianças menos dependentes) não foi encontrada diferença quanto ao suporte social percebido pela cuidadora. Conforme a literatura retrata as cuidadoras de crianças com necessidades especiais devido à sobrecarga de funções, estão mais sujeitas a situações de estresse (MATSUKURA et al, 2000) e depressão (COSTA, 2004). Não se encontraram estudos sobre a relação do suporte social das cuidadoras de crianças com maior ou menor comprometimento motor.

Considerações Finais

Identificaram-se semelhanças e diferenças dentro destes grupos pesquisados, como fatores econômicos, tipo de ocupação da mãe, escolaridade, grau de comprometimento motor, suporte social, entre outros.

Por meio da identificação dos aspectos socioeconômicos e culturais pode-se reconhecer as desigualdades de recursos materiais e oportunidades entre indivíduos e grupos de pessoas e, sem dúvida, estes fatores podem alterar de forma significativa o desempenho ocupacional de uma pessoa (SUSSENBERGER, 2002).

Estas desigualdades sociais e materiais interferem no desempenho ocupacional pois os acessos aos recursos de lazer, saúde e educação, adequado recebimento de estímulos, em geral, são limitados para esta parcela da população (SUSSENBERGER,2002). No grupo com piores condições socioeconômicas encontrou-se, neste estudo, cuidadoras também com menor satisfação com o suporte social percebido.

Quando essas famílias com maiores dificuldades econômicas, dificuldades de acesso aos serviços de saúde e para aquisições de bens materiais não identificam um suporte social satisfatório, pode haver como consequência um prejuízo ainda maior para as crianças ou adolescentes com paralisia cerebral que vivenciam este contexto. A presença de uma rede de apoio social é um dos componentes principais da resiliência familiar para enfrentamento das adversidades de forma a manter a família coesa e atuante, capaz de operar adaptações ativas e superar suas dificuldades (CHACRA, 2006).

Como opção de proteção destas cuidadoras e de todo o grupo familiar sugerem-se maiores investimentos nas ações de apoio social, tanto àquelas voltadas para a pessoa -

formação de grupos de apoio, acesso às informações e maior compreensão dos problemas decorrentes da paralisia cerebral, disponibilização de profissionais especializados para garantirem o suporte nas mais diferentes situações, quanto às destinadas a atender um maior grupo - garantir o transporte adaptado e seguro às pessoas com necessidades especiais, possibilitar acesso a atividades culturais e de lazer nos bairros, contando com políticas públicas de promoção da saúde e de fortalecimento da comunidade.

A ocorrência de depressão na população estudada esteve acima da média esperada para mulheres, o que sugere que estas mães estão mais suscetíveis ao desgaste e proximidade com sentimentos como tristeza, desânimo, desamparo, pessimismo, entre outros (OMS, 2007). Estes comportamentos maternos, além de vinculados a uma grande dor pessoal das mães, podem resultar em perdas para a conquista de novas perspectivas no tratamento da criança com paralisia cerebral, no sofrimento e no empobrecimento das relações familiares.

Na associação feita entre depressão e suporte social observou-se que as cuidadoras com depressão apresentaram mais fontes de suporte do que as sem depressão.

Novos e mais aprofundados estudos para lançar luz sobre esses aspectos seriam necessários, visto que a propositura desse trabalho não contemplou esses aspectos. Assim não se sabe, por exemplo, se as fontes de apoio estão mais próximas desta cuidadora por ela necessitar de maiores cuidados e amparo em decorrência da depressão, ou se por já ter apresentado episódios de depressão estas cuidadoras se aproximam de mais pessoas para lhes dar suporte.

Sabe-se, entretanto, que a quantidade e a qualidade de apoio recebidos nas relações interpessoais podem se constituir em importantes fatores de proteção contra o estresse e as pressões da vida diária, e podem reduzir as reações físicas e emocionais ao estresse, entre as quais a depressão (MATSUKURA, MATURANO, OISHI, 2002).

Por outro lado, a ausência de um relacionamento com estreitos laços de afeto, amizade e confiança, seja com um cônjuge, um parceiro ou um amigo, pode aumentar o risco de tornar-se uma pessoa deprimida. Quando se identificou a proximidade da fonte de apoio com a cuidadora constatou-se que o marido foi a mais citada, além de ter sido a única citação para boa parte das cuidadoras. Quanto à satisfação, a maior parte estava satisfeita ou razoavelmente satisfeita com o apoio recebido.

Os maridos ou companheiros representaram a fonte de suporte social principal, citado em primeiro lugar com 21% das respostas, seguidos pelas mães das cuidadoras, com 15%. Provavelmente, o marido deve ser também próximo da criança com PC, o que sugere laços e vínculos afetivos positivos. Possuir vínculos afetivos é primordial para desenvolvimento do ser humano. Para Rizzo (1998), estes vínculos são importantes na formação do caráter e na personalidade de um indivíduo.

Para além da figura paterna, outros membros do grupo familiar também foram referidos como figuras importantes para apoio às cuidadoras, o que mostra que a família pode ser apontada, no seu conjunto, como a fonte de apoio social mais consistente.

O perfil das famílias vinculadas à APAE apontou, na maioria, crianças e adolescentes com paralisia cerebral nas formas mais graves, com grande dependência da cuidadora (constatado através do PEDI), morando tanto nas regiões centrais quanto nas de periferia, grande parte não tendo terminado o primeiro grau do ensino regular e algumas possuindo trabalho remunerado. Quanto ao suporte social, prevaleceram as cuidadoras satisfeitas com o suporte percebido.

Sabendo-se da relação diretamente proporcional entre a gravidade do quadro clínico, maior dependência da criança e maior necessidade de cuidados especiais, pode-se inferir que as cuidadoras de baixa renda que necessitem trabalhar recorram a uma instituição que ofereça atendimento clínico, educacional e de amparo social, como a APAE, onde se encontraram 74% das cuidadoras entrevistadas.

Já no CRM foram poucas as mães entrevistadas que também possuíam filhos com formas graves de paralisia cerebral. Os pacientes do CRM apresentaram paralisia cerebral com comprometimentos diversos, não havendo predominância de nenhum tipo. Dentre os sete estudados, três jovens estavam incluídos na rede regular de ensino, o que sugere menor comprometimento cognitivo. Ainda no CRM a maior parte das mães não trabalhava fora, podendo acompanhar os filhos nos atendimentos de fisioterapia, terapia ocupacional, fonoaudiologia, psicologia e outros.

Apesar de evidenciada uma maior satisfação com o suporte social por parte das mães de crianças e adolescentes com paralisia cerebral vinculados à APAE (SSQS de 5,81) do que as do CRM (SSQS de 4,81) vale ressaltar que essa avaliação não se refere especificamente à satisfação com a instituição em si.

Neste estudo a mulher foi considerada como única cuidadora e informante privilegiada, sendo a referência exclusiva para a caracterização da família. Isso se deu devido à escolha metodológica de utilização do SSQ, que foi adaptado para o sexo feminino. Percebe-se, no entanto, que atualmente, isto não se constitui mais como única referência, verdade absoluta pois o pai, permeados pelas mudanças sociais – trabalho feminino, nova divisão social de tarefas - passou também a dividir a função de cuidador, deixando de ser apenas o provedor na família.

Bustamonte, (2005) enfatiza o homem como cuidador, dando a devida atenção às mudanças de paradigmas e se embasando nos conceitos de Aires, (1981) onde cuidar envolve contato intersubjetivo e preocupação pelo outro, visando a construção conjunta de projetos de felicidade.

Os resultados permitem reflexões importantes que podem contribuir na assistência e tratamento de crianças e jovens com paralisia cerebral. Sugere-se que as entidades públicas, e associações voltadas a portadores de necessidades especiais não restrinjam o tratamento aos aspectos clínicos das pessoas acometidas pelo problema, mais especificamente, os comprometidos pela paralisia cerebral, mas estejam abertos e disponíveis para acolher, oferecer escuta qualificada e respeitar os padrões sócio familiares de todo o grupo.

Não é incomum que as instituições se limitem a atender apenas um dos cuidadores, evitando interferências e controvérsias entre casais e demais familiares durante os tratamentos. Mas através desse estudo constatou-se que a rede de apoio social da mãe também deve ser envolvida no tratamento. A família deve estar envolvida nos atendimentos, para que os objetivos do tratamento possam ser considerados através dos aspectos socioeconômicos e emocionais, buscando-se assim desempenhar a melhor assistência na obtenção do desenvolvimento da criança ou jovem com paralisia cerebral por decisão e com o apoio de todo o grupo familiar

O transporte adaptado e seguro, profissionais especializados em acolher as famílias, espaço aberto para trocas de informação, atividades sociais e de lazer devem ser medidas consideradas para quem pretende assistir crianças e jovens com paralisia cerebral.

Como foi destacado, cabe às famílias uma grande parcela de responsabilidade quanto ao provimento dos cuidados às crianças com paralisia cerebral, razão pela qual ela deve ser amparada e suprida em suas especiais necessidades emocionais, afetivas e materiais por meio de relações sociais solidárias e por políticas públicas que possam preservar e potencializar o papel protetor dessas famílias.

BIBLIOGRAFIA

ARIÈS P. História social da criança e da família. Rio de Janeiro: LTC Editora; 1981.

BOBATH, K. **Deficiência Motora em Pacientes com Paralisia Cerebral**. Trad. J. Pinto Duarte. São Paulo: Manole, 1989.

BRITO, A. M. W.; DESSEN, M. A. Crianças surdas e suas famílias: um panorama geral. **Psicologia: Reflexão e Crítica** [online] Vol.12 nº2. Porto Alegre, 1999. Disponível em: http://www.scielo.br/scielo.php? [acesso em: 24/05/2006].

BUSTAMANTE, V. Paternal involvement in the care of small children: an ethnographic study of low-income families. **Cad. Saúde Pública**. Rio de Janeiro, v. 21, n. 6, 2005. Disponível em: http://www.scielo.br/scielo.php?script=sci_arttext&pid=S0102-311X2005000600036&lng=en&rm= [acesso em 23/05/07]. Pré-publicação.

CACCIA-BAVA, M. C. G. G. **A História das famílias de crianças e jovens com paralisia cerebral: a dor que não sai no jornal.**2001.189f. (Tese de Doutorado) - Escola de Enfermagem de Ribeirão Preto Universidade de São Paulo, Ribeirão Preto, 2001.

CHACRA, F. C. **Uma clínica ampliada para atender famílias**. Campinas, 2006, (cópia não editada), p. 2-5.

DIAMENT, A., CYPEL, S. **Neurologia Infantil**. 3ªed. São Paulo: Atheneu, 1996.

LEFÈVRE, A. B., DIAMENT, A. J. **Neurologia Infantil, semiologia, clínica, tratamento**. São Paulo: Ed. Sarvier, 1980.

MANCINI, M. C. **Inventário de Avaliação Pediátrica de Incapacidade (PEDI) Manual da Versão Brasileira Adaptada**. Belo Horizonte: UFMG, 2005.

MATSUKURA, T. S. **Mães de crianças com necessidades especiais: Stress e Percepção de Suporte Social**. 2001. 170f. (Tese de doutorado) Programa de Saúde Mental Universidade de São Paulo, Ribeirão Preto, 2001.

_____, MARTURANO, E. M.; OISHI, J. Questionário de Suporte Social (SSQ): Estudos da Adaptação Para o Português. Rev. Latino- Americana de Enfermagem. Set/Out. 2002, vol.10, n°5, p. 675-681.

MCCUBBIN, H; CAUBLE, A. E.; PATTERSON, J. M. **Family Stress, Coping, and Social Support**. Illinois-USA: Charles C. Thomas, 1982.

NEISTADT, M. E; CREPEAU, E. B. **Willard & Spackman. Terapia Ocupacional**. Rio de Janeiro: Editora Guanabara Koogan, 2002, p.59-67, 171-188, p.542.

PEREIRA, A. M. S. Resiliência, Personalidade, Stress e Estratégias de *coping*. In: TAVARES, J. (Coord**.). Resiliência e Educação**, São Paulo, Cortez, 2001, p.77-94.

SCHWARTZMAN, J. S. Revisão: Paralisia Cerebral. **Arquivos Brasileiros de Paralisia Cerebral**. [on line] set/dez. 2004, vol.1 n°1, p.6-17. http://www.psicologia.com.pt/artigos/textos/A0255.pdf [acesso em 24/05/07]

PIOVESANA, A. M. G. Paralisia Cerebral: Contribuição do Estudo por Imagem. In SOUZA, A.M.C.; FERRARETTO, I. (coord.). **Paralisia Cerebral: aspectos práticos**. São Paulo: Memnon, 1998. p.8-32.

RIZZO, A. M. P. P. Psicologia em Paralisia Cerebral: Experiência no Setor de Psicologia Infantil da AACD. In SOUZA, A. M. C.; FERRARETTO, I. (Coord.). **Paralisia Cerebral: aspectos práticos**. São Paulo: Memnon, 1998. p. 297-317.

SUMSION, T. **Prática baseada no cliente na Terapia Ocupacional: guia para implementação**. São Paulo: Roca, 2003.

TANAKA, O.Y.; MELO, C. Reflexões sobre a avaliação em serviços de saúde e a adoção das abordagens qualitativa e quantitativa. In: BOSI, M. L. M. & MERCADO, F. J. **Pesquisa qualitativa de serviços de saúde.** Petrópolis, RJ: Vozes, 2004.

TEIXEIRA, E; SAURON, F. N.; SANTOS, L. S. B et al. **Terapia Ocupacional na Reabilitação Física.** São Paulo: Editora Roca, 2003, p.89.

TREVIÑOS, A. N. S. **Introdução à pesquisa em ciências sociais.** São Paulo: Atlas, 1990.

UMPHRED, D. A. **Reabilitação Neurológica.** Trad. Eloísa Galluzzi dos Santos. et al. 4ª ed. Barueri: Manole, 2004.

VÍCTORA, C. G; KNAUTH, D. R.; HASSEN, M. N. **Pesquisa qualitativa em saúde: uma introdução ao tema.** Porto Alegre: Tomo Editorial, 2000.

CAPÍTULO 3

REFLEXÕES PRELIMINARES SOBRE CONTRIBUIÇÕES DE PICHÓN-RIVIÈRE AO PROGRAMA SAÚDE DA FAMÍLIA

Maria do Carmo Guimarães Caccia Bava

Introdução

Nosso primeiro contato com as ideias de Enrique Pichón-Rivière ocorreu em 1997, participando de atividades de uma nova disciplina para alunos de 5º. ano de graduação em Ciências Médicas da Faculdade de Medicina de Ribeirão Preto da Universidade de São Paulo, que passava a envolver o acompanhamento sistemático e o atendimento a famílias.

Buscando naquele esforço superar a formação predominantemente centrada nas patologias raras, nos órgãos lesados, no indivíduo doente dentro dos muros e leitos hospitalares, a forma de organização desta disciplina estimulava o corpo discente para o contato com grupos familiares, e pessoas em seu contexto sociocultural, nas suas relações sociais potencialmente produtoras de saúde e de doenças.

Enxergar as pessoas em sua singularidade, considerar seus valores, identificar o "ethos" de seu grupo familiar apresentava a possibilidade de compreender a saúde como uma prática social para além de intervenções com cunho exclusivamente técnico, numa relação de proximidade favorecedora de possíveis parcerias entre gente que cuida de gente, cada um com sua história familiar e profissional, valores, forma peculiar de enxergar a vida e seu papel social naquela relação, naquele encontro que é sempre inédito.

Alguns dos seminários organizados nesta nova disciplina trouxeram o Dr. Sérgio Ishara para falar aos alunos sobre "Trabalho em Equipe" - tema que ecoa a fracos ventos na área da saúde e no meio acadêmico quando se trata de sair do discurso oficial e ir à ação. Ele foi abordado a partir do referencial de Enrique Pichón-Rivière de forma primorosa, inquietante, reflexiva e desafiadora. Os estudantes aderiram às dinâmicas propostas e tiveram uma participação diferenciada.

Incentivados por essa primeira aproximação buscamos novas leituras, novas interlocuções, reforçadas em 1999, pela instalação tanto do Pólo Norte-Oeste Paulista de Formação e Capacitação de Recursos Humanos para a Saúde da Família, - onde trabalhamos na capacitação de equipes do PSF da região – quanto também pela inauguração sucessiva das unidades de Programa Saúde na Família do Centro de Saúde Escola da Faculdade de Medicina de Ribeirão Preto da Universidade de São Paulo, ao qual nos vinculávamos por quase duas décadas. Foram algumas dezenas de equipes "capacitadas" por um grupo de profissionais, ao longo de dois anos e o Trabalho em Equipe era um dos módulos que se buscava cumprir com certa inovação e criatividade.

Nesses espaços Pichón e o PSF se cruzaram pela primeira vez, numa relação mutuamente potencializadora.

O desafio suficientemente grande de estruturar o PSF - concepção assistencial que requer uma nova lógica nas relações entre técnicos e pacientes- somou-se à instigante tarefa de extensivamente incluir a formação de médicos residentes, alunos de graduação e pesquisadores vinculados à Faculdade de Medicina e a outras unidades acadêmicas que se tornaram parceiras neste processo, como a Escola de Enfermagem, a Faculdade de Ciências Farmacêuticas, o Departamento de Psicologia, a Faculdade de Odontologia, todas do Campus USP de Ribeirão Preto.

Definir o novo perfil dos profissionais que comporiam as novas equipes, selecioná-los e estimulá-los a uma nova prática coletiva, facilitar as interações entre eles, entre estes e os usuários – cidadãos e membros de grupos familiares com história e contexto, não mais indivíduos "pacientes" pontuais - entre estes e os alunos, os residentes, os pesquisadores, foi e ainda é um grande desafio, cujo enfrentamento nos estimulou a buscar a formação para coordenação de grupos operativos no Instituto Pichón-Rivière, em Ribeirão Preto. Esse trabalho é parte da monografia elaborada à conclusão dessa formação, no contexto apontado acima.

O que nos diz o Programa da Saúde da Família e o que dizemos dele

Vem como política oficial do Ministério da Saúde desde 1994 e gradativamente implantada em todo o território nacional, onde deve respeitar e organizar-se a partir dos sotaques de cada região. É "uma estratégia para reorientação do modelo assistencial" (MINISTÉRIO DA SAÚDE, 1997), hoje presidido pelo modelo clínico restrito, caracterizado pelos cuidados centrados na prática médica curativa; na atenção de cunho individual e fragmentada; na participação dos outros profissionais de forma complementar ao trabalho médico, na assistência primária seletiva, entendida como pobre e para pobres devido aos parcos investimentos a ela destinados numa sociedade gerida pelo privilegiamento da medicina tecnológica, de uma configuração institucional centrada na assistência hospitalar e na compreensão da saúde a partir dos determinantes biológicos.

Em decorrência desse constructo social em predomínio ao longo da história de nosso país, vemos a falta de credibilidade em parte expressiva dos usuários quando se tratam dos serviços de saúde pública, a aspiração por ascensão social traduzida (não exclusivamente) pela assistência médica por planos de saúde privados, a valorização amplamente difundida da cultura das superespecialidades e da alta tecnologia dos equipamentos como a melhor resposta aos problemas de saúde, a incipiente participação popular nas instâncias previstas, a hegemonia da visão do biológico na construção da saúde e a assistência organizada de forma fragmentada, ineficaz e excludente e desumanizada.

Quanto aos profissionais, em sua maioria apresentam-se despreparados para lidarem com o sofrimento humano e com outras questões cruciais para o campo da saúde, como a violência intra e extrafamiliar, a adesão dos jovens às drogas ilícitas, a gravidez precoce, dentre outros (CACCIA-BAVA, 1998).

Sendo o PSF uma "estratégia de mudança do modelo assistencial", nos termos do Ministério da Saúde, é preciso pensar com clareza sobre qual o modelo técno-assistencial temos e que modelo queremos (MERHY, 1991). Com isso afirmamos que sem essa reflexão sistemática e crítica, a implantação do PSF pode não significar a mudança que se espera. Pode-se, ao contrário, implantá-lo como forma de reprodução do mesmo modelo hegemônico que ele busca, em tese, mudar.

Nos treinamentos a que nos referimos acima como esforços para a Capacitação de Recursos Humanos para a Saúde da Família, este foi um ponto de destaque para a reflexão de todos. Como organizar o PSF para que viabilize, de fato, a mudança de modelo assistencial?

Acreditamos que uma importante possibilidade de mudança advém da singularização do cuidado, da humanização das relações para além dos interesses imediatos estimulado por um pragmatismo disfarçado de praticidade, do respeito ao direito à informação, como aspectos que determinam a qualidade dos serviços de saúde.

A melhora na capacidade de comunicação, na disposição de escuta recíproca, a relação de respeito e clima de aceitação entre os profissionais, a capacidade do serviço de ser mais resolutivo, a possibilidade do tratamento ser feito pelos mesmos profissionais de forma abrangente e contínua e numa ambiência que preserve a privacidade são alguns dos aspectos valorizados nas interações entre a equipe e os pacientes.

Embora haja consenso de que o PSF guarde, em suas características estratégicas, a possibilidade de superar o modelo dominante, acreditamos que deva, para isto:

1- Deslocar o eixo conceitual da atenção do indivíduo enfermo, para a família enquanto grupo primário das relações;

2- Considerar as relações intra e extra familiares como dimensões objetivas e subjetivas de um grupo que universaliza valores, produz e reproduz cultura;

3- Reconhecer a capacidade e a competência que a família porta de proteger e restituir a integridade da vida dos seus integrantes de forma compartilhada com a sociedade civil e o Estado;

4- Identificar a família como sujeito de conhecimento, e, numa relação de co-responsabilidade e reflexão crítica com equipes multiprofissionais, potencializar os saberes para viabilizar o seu projeto;

5- Aproximar-se do domicílio familiar, através da presença consentida de membros da equipe no local, na perspectiva da compreensão das referências culturais e sociais daquele grupo, superando as ações de controle e de poder sobre as famílias;

6- Caracterizar o território, enquanto espaço ocupado de forma heterogênea e de convivência de grupos: famílias tradicionais, famílias monoparentais, prostitutas, narcotraficantes, pequenos comerciantes, sonegadores, trabalhadores lícitos e ilícitos, formais e informais, de famílias procedentes da zona urbana que perderam seu poder aquisitivo, de famílias procedentes da zona urbana que moram numa casa de alvenaria pela primeira vez, de famílias procedentes da zona rural que se ressentem positiva ou negativamente dos aspectos subjetivos de sua cultura.

7- Resgatar o significado da comunidade como conceito que espelha relações solidárias e base para reconstrução do patrimônio material e cultural comum.

8- Operacionalizar seu trabalho na perspectiva da construção de parcerias inter setoriais, de vínculos com as famílias assistidas nas múltiplas atividades que realiza (clínicas individuais, clínicas coletivas, epidemiológicas, de lazer, de participação e interação social, de apoio material e emocional, etc.) e participação nas instâncias locais e públicas de gestão e controle social.

9- Realizar atividades educativas voltadas à corresponsabilidade , à autonomia e à emancipação das famílias e não como aquisição passiva de conteúdos técnicos.

10- Formar e capacitar as equipes para que enfrentem o desafio de deixar de assistir às famílias a partir de intervenções parcelares e pontuais por gênero, idade ou patologia, mas para um cuidar continuado, coordenado, abrangente, na perspectiva da autonomia do grupo familiar.

11- Projetar a superação do modelo assistencial hegemônico pela equipe através de um projeto construído por ela e incorporado pelo grupo como seu. Isto significa horizontalizar relações e repartir poderes, relativizar saberes, exorbitar de um suposto papel meramente técnico para compartilhar responsabilidades sociais. Sair da zona de conforto do que se conhece, tem e domina.

12- O PSF poderá efetivamente representar a possibilidade de novos projetos de vida se operar a partir da consideração de que as famílias não têm apenas necessidades, mas capacidades inscritas pela própria existência da práxis humana.

13- A família e a equipe do PSF podem se configurar como um grupo, se quiserem e se compartilharem projetos

O que nos diz o referencial de Enrique Pichón-Rivière e o que dizemos dele

Segundo Pichón, para que se configure uma equipe ou um grupo, aqui tomados como sinônimos, é necessário:

1- Haver um objetivo compartilhado: poderíamos ilustrar nossa compreensão ao pensar num conjunto de pessoas numa sala de espera. Todas têm o objetivo comum de serem atendidas por um ou mais membros daquela equipe, o que seria um primeiro passo para configurar-se um grupo, mas não basta. Terminado o atendimento, o objetivo imediato se dissipa e as pessoas se dispersam, cada um voltando para suas rotinas. O que falta?

2- Capacidade de interação entre seus integrantes. Essa interação diz respeito à capacidade de construir um pensar, um sentir e um fazer comum a essas pessoas, a partir das diferentes experiências de vida, tomadas tanto na sua dimensão objetiva, quanto na esfera subjetiva das vivências de cada um dos seus integrantes.

Quando as pessoas passam a integrar um grupo, carregam consigo suas histórias de vida, boas ou ruins, vivências e seus valores, conceitos e pré-conceitos. Elas trazem para as relações presentes os personagens do seu mundo interno e externo, que vão interferir e receber a interferência dinâmica deste novo grupo. Neste sentido, Pichón-Rivière fala sobre a Mútua Representação Interna: quando a interação entre as pessoas vai se efetivando, vai ocorrendo uma interiorização recíproca. É o carregamos do outro e o que ele carrega de nós, mesmo que às vezes ocorra de forma idealizada.

Através do diálogo franco e da confiança conquistada, e da interação que vai-se dando nesse processo é possível reconhecer o outro em sua singularidade e fortalecer, gradativamente, os vínculos, a articulação e troca entre seus membros e ir eliminando a idealização inicial.

É possível, com isso, sair do papel estereotipado de técnico que tudo sabe (e já que sei, para que ouvir?) e de paciente que nada sabe (e já que não sei, para que falar?).

Caminhando para outros aspectos a serem considerados para a configuração de um grupo operativo, temos que sua organização vai se dar a partir da existência de uma tarefa, que, por sua vez, é a trajetória a ser percorrida para a consecução dos objetivos do grupo e, finalmente, do seu Projeto.

No PSF projeto e as tarefas dele decorrentes buscam a assistência integral à saúde das pessoas, integrando para isso, os aspectos preventivos, curativos, promocionais e reabilitadores. O protagonismo não é unilateral e nem sequer dado à priori. As pessoas, nestas relações, não podem se pautar pela impessoalidade, pela distância, pela neutralidade e pelo descompromisso.

Para Pichón-Rivière, grupo

> *"é um conjunto restrito de pessoas, que ligadas por constantes de tempo e espaço e articuladas por sua Mútua Representação Interna se propõem, de forma explícita ou implícita, uma tarefa, que constitui sua finalidade, interatuando através de complexos mecanismos de assunção e atribuição de papéis."(PICHÓN-RIVIÈRE, 1994)*

A tarefa:

Ao ser dada a tarefa ao grupo, inicialmente cada membro pode entendê-la de um jeito diferente, podendo ocasionar trocas e articulações, mas também atritos, conflitos, desacordos, choques e confrontos. Esses obstáculos podem conduzir tanto a uma situação sem saída, de paralização do grupo que são chamados de obstáculos dilemáticos, quanto a discussão, a complementariedade, o enriquecimento, a aprendizagem e a sua superação, que são os obstáculos problemáticos.

O dilema comporta duas e apenas duas saídas e ambas ruins, como "correr e o bicho pegar ou ficar e o bicho comer", conforme o dito popular. Já o problema admite solução, enfrentamento e superação. Segundo Pichón-Rivière, as diferenças, divergências e conflitos presentes nos grupos, se bem trabalhados, podem ser a fonte de aprendizagem, mudanças e crescimento. Ao contrário, com todos de um mesmo grupo se reforçando e se repetindo sem qualquer contraponto, o que mais tenderia a crescer senão as vaidades, até o ponto da estagnação do grupo?

Essa reflexão pode ser útil também para o desenvolvimento dos papeis que cada um tem dentro da equipe do PSF, ou mesmo nas relações da equipe com as famílias: se há os que aderem ao tratamento e os que não aderem, por que isso ocorre? Se há os que reconhecem sentido nas falas e orientações dadas pelos técnicos e os que abandonam os grupos esvaziando-os como frequentemente vemos, o que há por trás desse fato? É sempre uma boa pista pensar que as diferenças não explicitadas, não trabalhadas, não conversadas, não suportadas podem levar a essas rupturas.

Assim podemos pensar o grupo de forma idealizada como um conjunto harmonioso de pessoas, e que sobrevive apesar de suas diferenças, ou. De forma mais concreta como um conjunto de pessoas que sobrevive e se enriquece exatamente por suas diferenças, como uma enorme possibilidade de aprendizagem, crescimento e de intervenção criativa na realidade. Se acreditarmos que o diferente, que o outro tão distinto de nós também pode ser portador de valor, de saber, de potências.

A **tarefa** de que fala Pichón, sendo um conjunto de ações compartilhadas de maneira corresponsável entre todos membros do grupo, comporta, ainda, duas dimensões: uma objetiva ou explícita, e outra subjetiva ou latente, que se esconde nas entrelinhas e que o grupo não deseja ou não pode falar a respeito naquele momento. Suas duas dimensões necessitam ser igualmente trabalhadas para que o grupo possa realizá-la como uma construção comum que viabilizará os seus objetivos e projeto comuns.

Esse momento requer pensar que muitas vezes as propostas institucionais oficiais esbarram nas resistências internas dos integrantes dos grupos. Podemos tomar como exemplo a determinação da instituição de que se passe a trabalhar em equipe, como vem ocorrendo no setor Saúde. Sabemos que embora oficial, ela não basta para que isso se viabilize de fato, embora no discurso todos digam concordar. Por quê?

Segundo Pichón, quando consideramos ter uma tarefa, na verdade temos duas. A primeira é a explícita e objetiva: trabalhar em grupo. A outra é implícita e subjetiva, e muitas vezes não nos damos conta delas, embora seja muito relevante para que possamos cumprir a explícita.

Ocorre que quando mexemos com os poderes, com formas arcaicas e cristalizadas de operar por valores arraigados, pelos apegos, pelas projeções não reconhecidas que podem levar a que um "não vá com a cara do outro, mesmo sem saber por que", o grupo não faz gol. E o projeto não emplaca. Em cada um de nós podem existir resistências internas ao desenvolvimento, mesmo que não nos demos conta. Tornar essas questões explícitas e objetivas, ter ajuda para poder refletir sobre elas coletivamente pode ser a melhor forma de superar essa dinâmica invisível e realizar a tarefa.

Quando os integrantes do grupo superam em conjunto os momentos difíceis para poder realiza-la e atingir seus objetivos, revelam-se abertos a rever posições, a sair do jogo do "faz de conta" em torno do "não trabalho" e da "não produção conjunta". Quando, ao contrário, as dificuldades que ninguém quer encarar ficam como segredos, eles tenderão a ser comentados no corredor, no cafezinho, comunicados pelo silêncio e na resistência à realização das tarefas, cerceando o crescimento de cada um e do grupo. Para Pichon, o aprendizado requer trabalhar essa dinâmica invisível e o reconhecimento do não saber, que pode ser fonte de medo e de ameaça. Enfrentar o não saber requer abandonar posições de onipotência ou de impotência, e reconhecer o outro e as possibilidades existentes de se crescer na relação com ele.

Essa referência aplicada ao trabalho no PSF pode significar aos membros da equipe a necessidade de abrirem mão de sua zona de conforto como profissionais prescritores das formas de viver dos seus assistidos, visto serem os detentores exclusivos do saber, e passarem a reconhecer, genuinamente, os outros saberes que são portados pelas famílias. Nesse encontro podem ser construídos novos diálogos, novas perspectivas, e novos e singulares projetos de vida.

Esta compreensão de grupo revela a complexidade presente nas interações humanas, e a exigência de investimentos para que toda a potencialidade existente nessas relações possam viabilizar a construção do almejado projeto comum e singular.

Adotando o pressuposto básico de Pichón de que o grupo só se torna grupo se assim o quiser, é necessário que cada um se reconheça naquele projeto, se identifique com seus objetivos e estabeleça internamente o compromisso com a sua construção.

Não se trata de negar a possibilidade de existência de projetos pessoais, ou de que se compartilhe de outros projetos grupais, desde que não entrem em rota de colisão com o projeto grupal maior. A coexistência de vários projetos pode até significar um reforço recíproco, desde que alinhados. O problema passa a existir quando o projeto pessoal se sobrepõe ao grupal. Quando isso ocorre, estaremos diante de uma situação onde o grupo, conforme concebido por Pichón, tem a potência de usar tais contradições como um recurso para se trabalhar implícita e explicitamente este desafio.

Quando as concepções de Enrique vêm em auxílio às famílias:

Colocar juntos elementos da esfera ética, estética, política e operacional da Estratégia Saúde da Família - universalidade, equidade, integralidade, participação social, humanização da atenção, escuta qualificada, ampliação do acesso e qualificação da assistência, família como grupo social a ser socialmente protegido, valorização da cidadania, orientação comunitária, conhecimento do território vivo, saúde como produção social – e os elementos do referencial teórico de Enrique Pichón-Rivière: valorização da capacidade de comunicação entre as pessoas; de vencer os préconceitos pelo diálogo franco e sistemático; de admissão das diferenças e de se crescer a partir da complementariedade e da capacidade de diferenciação; da superação da disputa e competição por meio da capacidade de cooperação; da relevância do estabelecimento de clima de afeto entre as pessoas que permita a expressão de valores, ideias e sentimentos; do reconhecimento das dinâmicas visíveis e invisíveis presentes nas relações e que permeiam as tarefas requeridas na construção de projetos coletivos acima dos interesses individuais foi o desafio ao qual nos lançamos com esse ensaio.

Quantos de nós já não nos perguntamos por que mudanças tão esperadas não ocorreram, afinal? Onde elas esbarraram? O que as inviabilizou? Por que os discursos eram afinados com elas e as práticas dissonantes?

Pichón e o PSF se encontraram em muitos dessas aspectos acima apontados, mas, acima de tudo, no fato de que para que esses avanços propugnados nas micro e macro relações ocorram serão necessários processos complexos e solidários de aprendizados compartilhados.

BIBLIOGRAFIA

BRASIL. Ministério da Saúde. **Saúde da Família: uma estratégia para reorientação do modelo assistencial.** Brasília, 1997.

CACCIA-BAVA, M. C. G. G. **A história das famílias de crianças e jovens com paralisia cerebral**: a dor que não sai no jornal. Ribeirão Preto, 2001.188p. Tese (Doutoramento). Escola de Enfermagem de Ribeirão Preto, Universidade de São Paulo.

CAPISTRANO FILHO, D. O Programa de saúde da família em São Paulo. **Estudos avançados,**13 (35), 1999.

CAMPOS, G. W. **Subjetividade e administração de pessoal**: considerações sobre modos de gerenciar o trabalho em equipes de saúde: In: MEHRY, E.E; ONOKO, R. (orgs).

_____. Equipes de referência e apoio especializado matricial: um ensaio sobre a reorganização do trabalho em saúde. **Ciência & Saúde Coletiva**, v.4, n.2, p.393 – 404, 1999.

_____. **Um método para análise e co-gestão de coletivos**. São Paulo, Hucitec, 2000.

FORTUNA, C. M. **O trabalho de equipe numa unidade básica de saúde: produzindo e reproduzindo-se em subjetividade**. Em busca do desejo, do devir e de singularidades. Ribeirão Preto, 1999. 236p. Dissertação (Mestrado) – Escola de Enfermagem de Ribeirão Preto, Universidade de São Paulo.

LAPASSADE, G. **Grupos, organizações e instituições**. Tradução de Araújo de Mesquita. Rio: Francisco Alves, 1997.

MERHY, E. E. Em busca da qualidade serviços de saúde: os serviços de porta aberta para a saúde e o modelo técno-assistencial em defesa da vida (ou como aproveitar os ruídos do cotidiano dos serviços de saúde e colegiadamente reorganizar o processo de trabalho na busca da qualidade das ações de saúde. In: CECÍLIO, Luiz C. de O. (org.). **Inventando a mudança da Saúde**. São Paulo, Hucitec, 1994, cap. 3, p. 117-160.

MERHY, E. E.; ONOCKO, R. (org.). **Agir em saúde**. Um desafio para o público. São Paulo, Buenos Aires, Hucitec/Lugar Editorial, 1997.

MERHY, E. E. Por um modelo técno-assistencial da política de saúde em defesa da vida: contribuição para as conferências de saúde. **Saúde em Debate**, n.33, dez 91. P.83-89.

NUNES, L. G. N. Qualidade nos serviços de saúde: amplitude e perspectivas. In: **Brasília Médica**, 1999; 36 (1/2): 21-25.

PEDUZZI, M. Equipe multiprofissional de saúde: conceito e tipologia. **Rev. Saúde Pública**, São Paulo, v.35, n. 1, p. 103 –109, 2001.

PEDUZZI, M; PALMA, J. J. L. A Equipe de Saúde. In: SCHRAIBER, L.B.; NEMES, M.I.B.; MENDES-GONÇALVES, R.B. **Saúde do Adulto**: programas e ações na Unidade Básica. São Paulo, Hucitec, 1996, cap.12, p. 234-250.

PICHÓN-RIVIÈRE, E. **O processo grupal**. São Paulo. Martins Fontes, 1982.

SERAPIONI, M. Avaliação da qualidade em saúde: a contribuição da sociologia da saúde para a superação da polarização entre a visão dos usuários e a perspectiva dos profissionais de saúde. In: **Saúde em Debate**, Rio de Janeiro, v.23, n.53, p.81-92, set./dez.1999.

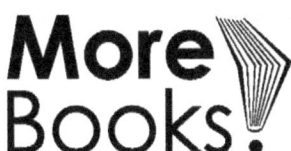
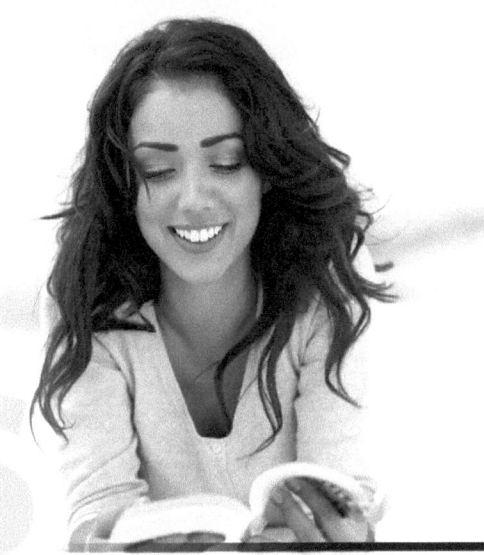 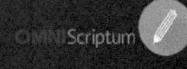

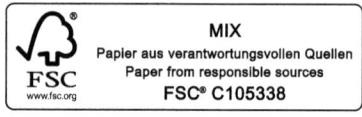